中医情绪心理学

主　编　王福顺　　傅文青

副主编　王　薇　李　洋　顾思梦

顾　问　杜文东　郭本禹

审　阅　乔明琦

U0335442

中国中医药出版社

·北　京·

图书在版编目（CIP）数据

中医情绪心理学 / 王福顺，傅文青主编 . —北京：中国中医药出版社，
2015.11（2021.12 重印）

ISBN 978-7-5132-2686-8

Ⅰ . ①中… Ⅱ . ①王… ②傅… Ⅲ . ①中国医药学－医学心理学
Ⅳ . ① R229

中国版本图书馆 CIP 数据核字（2015）第 162956 号

中 国 中 医 药 出 版 社 出版
北京经济技术开发区科创十三街 31 号院二区 8 号楼
邮政编码　100176
传真　010-64405721
保定市西城胶印有限公司印刷
各地新华书店经销

＊

开本 710×1000　1/16　印张 24.25　字数 353 千字
2015 年 11 月第 1 版　2021 年 12 月第 2 次印刷
书号　ISBN 978-7-5132-2686-8

＊

定价　88.00 元
网址　www.cptcm.com

《中医情绪心理学》编委会

主　编　王福顺　傅文青

副主编　王　薇　李　洋　顾思梦

编　委　（按姓氏笔画排序）

丁　汀　王　蓓　吕珊珊　余　蕾

吴海英　张小聪　范　琪　赵玉晶

袁逖飞　高　玥　黄海涛（Jason H.Huang）

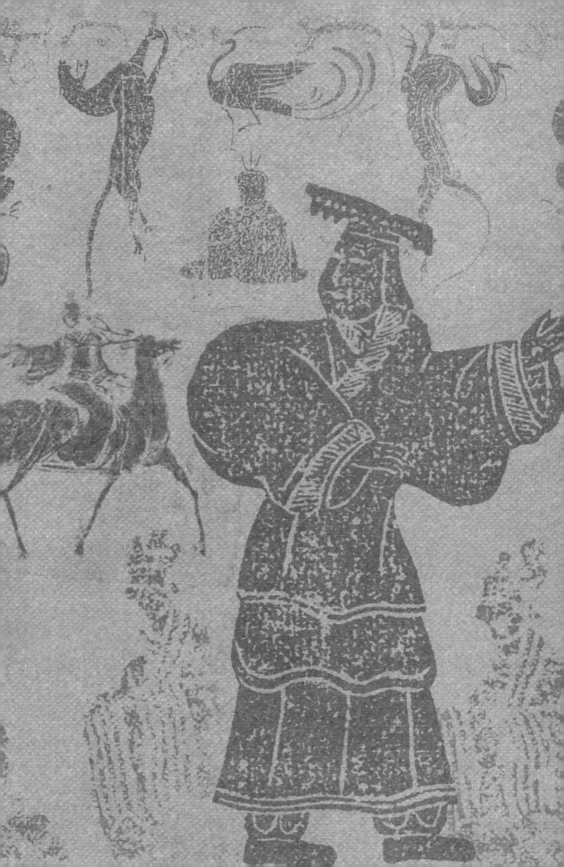

中国古医籍整理丛书

幼科折衷

明·秦昌遇　撰

李凌空　校注

中国中医药出版社

·北 京·

图书在版编目（CIP）数据

幼科折衷/（明）秦昌遇撰；李凌空校注. —北京：中国中医药出版社，2016.11
（中国古医籍整理丛书）
ISBN 978－7－5132－3335－4

Ⅰ.①幼…　Ⅱ.①秦…　②李…　Ⅲ.①中医儿科学—中国—明代　Ⅳ.①R272

中国版本图书馆 CIP 数据核字（2016）第 095486 号

中 国 中 医 药 出 版 社 出 版
北京市朝阳区北三环东路 28 号易亨大厦 16 层
邮政编码　100013
传真　010 64405750
三河市鑫金马印装有限公司印刷
各地新华书店经销

＊

开本 710×1000　1/16　印张 10.5　字数 97 千字
2016 年 11 月第 1 版　2016 年 11 月第 1 次印刷
书　号　ISBN 978－7－5132－3335－4

＊

定价　35.00 元
网址　www.cptcm.com

社长热线　010 64405720
购书热线　010 64065415　010 64065413
微信服务号　zgzyycbs
书店网址　csln.net/qksd/
官方微博　http://e.weibo.com/cptcm
淘宝天猫网址　http://zgzyycbs.tmall.com

国家中医药管理局
中医药古籍保护与利用能力建设项目
组织工作委员会

主　任　委　员　王国强

副 主 任 委 员　王志勇　李大宁

执行主任委员　曹洪欣　苏钢强　王国辰　欧阳兵

执行副主任委员　李　昱　武　东　李秀明　张成博

委　　　　员

各省市项目组分管领导和主要专家

（山东省）武继彪　欧阳兵　张成博　贾青顺

（江苏省）吴勉华　周仲瑛　段金廒　胡　烈

（上海市）张怀琼　季　光　严世芸　段逸山

（福建省）阮诗玮　陈立典　李灿东　纪立金

（浙江省）徐伟伟　范永升　柴可群　盛增秀

（陕西省）黄立勋　呼　燕　魏少阳　苏荣彪

（河南省）夏祖昌　刘文第　韩新峰　许敬生

（辽宁省）杨关林　康廷国　石　岩　李德新

（四川省）杨殿兴　梁繁荣　余曙光　张　毅

各项目组负责人

王振国（山东省）　　王旭东（江苏省）　　张如青（上海市）

李灿东（福建省）　　陈勇毅（浙江省）　　焦振廉（陕西省）

蔡永敏（河南省）　　鞠宝兆（辽宁省）　　和中浚（四川省）

项目专家组

顾　问　马继兴　张灿玾　李经纬

组　长　余瀛鳌

成　员　李致忠　钱超尘　段逸山　严世芸　鲁兆麟
　　　　郑金生　林端宜　欧阳兵　高文柱　柳长华
　　　　王振国　王旭东　崔　蒙　严季澜　黄龙祥
　　　　陈勇毅　张志清

项目办公室（组织工作委员会办公室）

主　任　王振国　王思成

副主任　王振宇　刘群峰　陈榕虎　杨振宁　朱毓梅
　　　　刘更生　华中健

成　员　陈丽娜　邱　岳　王　庆　王　鹏　王春燕
　　　　郭瑞华　宋咏梅　周　扬　范　磊　张永泰
　　　　罗海鹰　王　爽　王　捷　贺晓路　熊智波

秘　书　张丰聪

前 言

中医药古籍是传承中华优秀文化的重要载体，也是中医学传承数千年的知识宝库，凝聚着中华民族特有的精神价值、思维方法、生命理论和医疗经验，不仅对于传承中医学术具有重要的历史价值，更是现代中医药科技创新和学术进步的源头和根基。保护和利用好中医药古籍，是弘扬中国优秀传统文化、传承中医学术的必由之路，事关中医药事业发展全局。

1949 年以来，在政府的大力支持和推动下，开展了系统的中医药古籍整理研究。1958 年，国务院科学规划委员会古籍整理出版规划小组在北京成立，负责指导全国的古籍整理出版工作。1982 年，国务院古籍整理出版规划小组召开全国古籍整理出版规划会议，制定了《古籍整理出版规划（1982—1990）》，卫生部先后下达了两批 200 余种中医古籍整理任务，掀起了中医古籍整理研究的新高潮，对中医文化与学术的弘扬、传承和发展，发挥了极其重要的作用，产生了不可估量的深远影响。

2007 年《国务院办公厅关于进一步加强古籍保护工作的意见》明确提出进一步加强古籍整理、出版和研究利用，以及

"保护为主、抢救第一、合理利用、加强管理"的方针。2009年《国务院关于扶持和促进中医药事业发展的若干意见》指出，要"开展中医药古籍普查登记，建立综合信息数据库和珍贵古籍名录，加强整理、出版、研究和利用"。《中医药创新发展规划纲要（2006—2020)》强调继承与创新并重，推动中医药传承与创新发展。

2003~2010年，国家财政多次立项支持中国中医科学院开展针对性中医药古籍抢救保护工作，在中国中医科学院图书馆设立全国唯一的行业古籍保护中心，影印抢救濒危珍本、孤本中医古籍1640余种；整理发布《中国中医古籍总目》；遴选351种孤本收入《中医古籍孤本大全》影印出版；开展了海外中医古籍目录调研和孤本回归工作，收集了11个国家和2个地区137个图书馆的240余种书目，基本摸清流失海外的中医古籍现状，确定国内失传的中医药古籍共有220种，复制出版海外所藏中医药古籍133种。2010年，国家财政部、国家中医药管理局设立"中医药古籍保护与利用能力建设项目"，资助整理400余种中医药古籍，并着眼于加强中医药古籍保护和研究机构建设，培养中医古籍整理研究的后备人才，全面提高中医药古籍保护与利用能力。

在此，国家中医药管理局成立了中医药古籍保护和利用专家组和项目办公室，专家组负责项目指导、咨询、质量把关，项目办公室负责实施过程的统筹协调。专家组成员对古籍整理研究具有丰富的经验，有的专家从事古籍整理研究长达70余年，深知中医药古籍整理研究的重要性、艰巨性与复杂性，履行职责认真务实。专家组从书目确定、版本选择、点校、注释等各方面，为项目实施提供了强有力的专业指导。老一辈专家的学术水平和智慧，是项目成功的重要保证。项目承担单位山东中医药大学、南京中医药大学、上海中医药大学、福建中医药大学、浙江省中医药研究院、陕西省中医药研究院、河南省中医药研究院、辽宁中医药大学、成都中医药大学及所在省市中医药管理部门精心组织，充分发挥区域间互补协作的优势，并得到承担项目出版工作的中国中医药出版社大力配合，全面推进中医药古籍保护与利用网络体系的构建和人才队伍建设，使一批有志于中医学术传承与古籍整理工作的人才凝聚在一起，研究队伍日益壮大，研究水平不断提高。

本着"抢救、保护、发掘、利用"的理念，该项目重点选择近60年未曾出版的重要古医籍，综合考虑所选古籍的保护价值、学术价值和实用价值。400余种中医药古籍涵盖了医经、基础理论、诊法、伤寒金匮、温病、本草、方书、内科、外科、女科、儿科、伤科、眼科、咽喉口齿、针灸推拿、养生、医案医话医论、医史、临证综合等门类，跨越唐、宋、金元、明以迄清末。全部古籍均按照项目办公室组织完成的行业标准《中医古籍整理规范》及《中医药古籍整理细则》进行整理校注，绝大多数中医药古籍是第一次校注出版，一批孤本、稿本、抄本更是首次整理面世。对一些重要学术问题的研究成果，则集中收录于各书的"校注说明"或"校注后记"中。

"既出书又出人"是本项目追求的目标。近年来，中医药古籍整理工作形势严峻，老一辈逐渐退出，新一代普遍存在整理研究古籍的经验不足、专业思想不坚定等问题，使中医古籍整理面临人才流失严重、青黄不接的局面。通过本项目实施，搭建平台，完善机制，培养队伍，提升能力，经过近5年的建设，锻炼了一批优秀人才，老中青三代齐聚一堂，有效地稳定了研究队伍，为中医药古籍整理工作的开展和中医文化与学术的传承提供必备的知识和人才储备。

本项目的实施与《中国古医籍整理丛书》的出版，对于加强中医药古籍文献研究队伍建设、建立古籍研究平台，提高古籍整理水平均具有积极的推动作用，对弘扬我国优秀传统文化，推进中医药继承创新，进一步发挥中医药服务民众的养生保健与防病治病作用将产生深远影响。

第九届、第十届全国人大常委会副委员长许嘉璐先生，国家卫生计生委副主任、国家中医药管理局局长、中华中医药学会会长王国强先生，我国著名医史文献专家、中国中医科学院马继兴先生在百忙之中为丛书作序，我们深表敬意和感谢。

由于参与校注整理工作的人员较多，水平不一，诸多方面尚未臻完善，希望专家、读者不吝赐教。

国家中医药管理局中医药古籍保护与利用能力建设项目办公室
二〇一四年十二月

许 序

　　"中医"之名立，迄今不逾百年，所以冠以"中"字者，以别于"洋"与"西"也。慎思之，明辨之，斯名之出，无奈耳，或亦时人不甘泯没而特标其犹在之举也。

　　前此，祖传医术（今世方称为"学"）绵延数千载，救民无数；华夏屡遭时疫，皆仰之以度困厄。中华民族之未如印第安遭染殖民者所携疾病而族灭者，中医之功也。

　　医兴则国兴，国强则医强。百年运衰，岂但国土肢解，五千年文明亦不得全，非遭泯灭，即蒙冤扭曲。西方医学以其捷便速效，始则为传教之利器，继则以"科学"之冕畅行于中华。中医虽为内外所夹击，斥之为蒙昧，为伪医，然四亿同胞衣食不保，得获西医之益者甚寡，中医犹为人民之所赖。虽然，中国医学日益陵替，乃不可免，势使之然也。呜呼！覆巢之下安有完卵？

　　嗣后，国家新生，中医旋即得以重振，与西医并举，探寻结合之路。今也，中华诸多文化，自民俗、礼仪、工艺、戏曲、历史、文学，以至伦理、信仰，皆渐复起，中国医学之兴乃属必然。

迄今中医犹为国家医疗系统之辅，城市尤甚。何哉？盖一则西医赖声、光、电技术而于20世纪发展极速，中医则难见其进。二则国人惊羡西医之"立竿见影"，遂以为其事事胜于中医。然西医已自觉将入绝境：其若干医法正负效应相若，甚或负远逾于正；研究医理者，渐知人乃一整体，心、身非如中世纪所认定为二对立物，且人体亦非宇宙之中心，仅为其一小单位，与宇宙万象万物息息相关。认识至此，其已向中国医学之理念"靠拢"矣，虽彼未必知中国医学何如也。唯其不知中国医理何如，纯由其实践而有所悟，益以证中国之认识人体不为伪，亦不为玄虚。然国人知此趋向者，几人？

国医欲再现宋明清高峰，成国中主流医学，则一须继承，一须创新。继承则必深研原典，激清汰浊，复吸纳西医及我藏、蒙、维、回、苗、彝诸民族医术之精华；创新之道，在于今之科技，既用其器，亦参照其道，反思己之医理，审问之，笃行之，深化之，普及之，于普及中认知人体及环境古今之异，以建成当代国医理论。欲达于斯境，或需百年欤？予恐西医既已醒悟，若加力吸收中医精粹，促中医西医深度结合，形成21世纪之新医学，届时"制高点"将在何方？国人于此转折之机，能不忧虑而奋力乎？

予所谓深研之原典，非指一二习见之书、千古权威之作；就医界整体言之，所传所承自应为医籍之全部。盖后世名医所著，乃其秉诸前人所述，总结终生行医用药经验所得，自当已成今世、后世之要籍。

盛世修典，信然。盖典籍得修，方可言传言承。虽前此50余载已启医籍整理、出版之役，惜旋即中辍。阅20载再兴整理、出版之潮，世所罕见之要籍千余部陆续问世，洋洋大观。

今复有"中医药古籍保护与利用能力建设"之工程，集九省市专家，历经五载，董理出版自唐迄清医籍，都400余种，凡中医之基础医理、伤寒、温病及各科诊治、医案医话、推拿本草，俱涵盖之。

噫！璐既知此，能不胜其悦乎？汇集刻印医籍，自古有之，然孰与今世之盛且精也！自今而后，中国医家及患者，得览斯典，当于前人益敬而畏之矣。中华民族之屡经灾难而益蕃，乃至未来之永续，端赖之也，自今以往岂可不后出转精乎？典籍既蜂出矣，余则有望于来者。

谨序。

第九届、十届全国人大常委会副委员长

许嘉璐

二〇一四年冬

王 序

中医学是中华民族在长期生产生活实践中，在与疾病作斗争中逐步形成并不断丰富发展的医学科学，是中国古代科学的瑰宝，为中华民族的繁衍昌盛作出了巨大贡献，对世界文明进步产生了积极影响。时至今日，中医学作为我国医学的特色和重要医药卫生资源，与西医学相互补充、相互促进、协调发展，共同担负着维护和促进人民健康的任务，已成为我国医药卫生事业的重要特征和显著优势。

中医药古籍在存世的中华古籍中占有相当重要的比重，不仅是中医学术传承数千年最为重要的知识载体，也是中医为中华民族繁衍昌盛发挥重要作用的历史见证。中医药典籍不仅承载着中医的学术经验，而且蕴含着中华民族优秀的思想文化，凝聚着中华民族的聪明智慧，是祖先留给我们的宝贵物质财富和精神财富。加强对中医药古籍的保护与利用，既是中医学发展的需要，也是传承中华文化的迫切要求，更是历史赋予我们的责任。

2010 年，国家中医药管理局启动了中医药古籍保护与利用能力建设项目。这既是传承中医药的重要工程，也是弘扬优秀民族文化的重要举措，不仅能够全面推进中医药的有效继承和创新发展，为维护人民健康做出贡献，也能够彰显中华民族的璀璨文化，为实现中华民族伟大复兴的中国梦作出贡献。

相信这项工作一定能造福当今，嘉惠后世，福泽绵长。

国家卫生与计划生育委员会副主任
国家中医药管理局局长
中华中医药学会会长

王国施

二〇一四年十二月

马 序

新中国成立以来，党和国家高度重视中医药事业发展，重视古籍的保护、整理和研究工作。自 1958 年始，国务院先后成立了三届古籍整理出版规划小组，分别由齐燕铭、李一氓、匡亚明担任组长，主持制订了《整理和出版古籍十年规划（1962—1972）》《古籍整理出版规划（1982—1990）》《中国古籍整理出版十年规划和"八五"计划（1991—2000）》等，而第三次规划中医药古籍整理即纳入其中。1982 年 9 月，卫生部下发《1982—1990 年中医古籍整理出版规划》，1983 年 1 月，中医古籍整理出版办公室正式成立，保证了中医古籍整理出版规划的实施。2002 年 2 月，《国家古籍整理出版"十五"（2001—2005）重点规划》经新闻出版署和全国古籍整理出版规划领导小组批准，颁布实施。其后，又陆续制定了国家古籍整理出版"十一五"和"十二五"重点规划。国家财政多次立项支持中国中医科学院开展针对性中医药古籍抢救保护工作，文化部在中国中医科学院图书馆专门设立全国唯一的行业古籍保护中心，国家先后投入中医药古籍保护专项经费超过 3000 万元，影印抢救濒危珍、善、孤本中医古籍 1640 余种，开展了海外中医古籍目录调研和孤本回归工作。2010 年，国家财政部、国家中医药管理局安排国家公共卫生专项资金，设立了"中医药古籍保护与利用能力建设项目"，这是继 1982～1986 年第一批、第二批重要中医药古籍整理之后的又一次大规模古籍整理工程，重点整理新中国成立后未曾出版的重要古籍，目标是形成并普及规范的通行本、传世本。

为保证项目的顺利实施，项目组特别成立了专家组，承担咨询和技术指导，以及古籍出版之前的审定工作。专家组中的许多成员虽逾古稀之年，但老骥伏枥，孜孜不倦，不仅对项目进行宏观指导和质量把关，更重要的是通过古籍整理，以老带新，言传身教，培养一批中医药古籍整理研究的后备人才，促进了中医药古籍保护和研究机构建设，全面提升了我国中医药古籍保护与利用能力。

作为项目组顾问之一，我深感中医药古籍保护、抢救与整理工作的重要性和紧迫性，也深知传承中医药古籍整理经验任重而道远。令人欣慰的是，在项目实施过程中，我看到了老中青三代的紧密衔接，看到了大家的坚持和努力，看到了年轻一代的成长。相信中医药古籍整理工作的将来会越来越好，中医药学的发展会越来越好。

欣喜之余，以是为序。

中国中医科学院研究员

马继兴

二〇一四年十二月

校注说明

　　《幼科折衷》明代秦昌遇所撰，成书年代不详，约成书于明末。秦昌遇，字景明，号广野，上海松江人，具体生卒年不详。

　　本书对五十余种小儿杂病的病证进行证治立论，尤其对病因病机、临床症状及治疗原则论之较详，更附经验方药及加减用法供临床应用，对后世儿科的发展产生较大影响。但因本书只有抄本，在经历代医家传抄后，各抄本内容详略、体例等相距甚远。本次整理以中国中医科学院图书馆馆藏的清抄本为底本，以1980年沪影清抄本为主校本，上海图书馆的乾隆抄本及南京中医药大学清光绪八年（1882）康斯勤手抄本作为参校本，进行点校整理。

　　具体校注原则如下：

　　1. 凡原书中的繁体字、异体字、俗字，以规范简化字律齐，不出校记。药物名称以规范药名律齐，如"山查"改为"山楂"，"火香"改为"藿香"，"射香"改为"麝香"等，不出校记。

　　2. 文中代表文字方位的"右""左"字，均改为"上""下"，不出校记。

　　3. 底本与校本不一，而文义均通者，不出校，悉从底本；难予肯定何者为是者，原文不动，出校说明。底本与校本有异，属底本讹误衍倒，均予以校勘，出校注说明。

　　4. 凡底本中难以理解的冷僻字标以注音，并酌加解释。

　　5. 凡底本中的通假字，一律保留，并征引书证加以说明。

6. 凡底本中字形属一般笔划之误的，径改，不出校记。

7. 原抄本目录混乱，为读者检阅方便，在整理过程中，依据正文重新整理。

8. 原书卷下原有"广垫山人景明秦昌遇编集"等字样，此次整理一并删去。

凡　例

是编之作，因幼科诸书，非偏寒偏热之误，便喜补喜泻之殊，予故僭①而折衷之，因命曰《幼科折衷》。

凡②诸病总论，皆采《内经》要旨以为提纲，继以历代名医可法之语，间或附以己意成篇，亦从本来，非臆说也。

每论之首，录旧人总括四句，使后学临症时便识其概。其向缺者予自补之，词虽鄙俚，但便诵习耳。

论③首脉法，皆采王叔和《脉经》要语，本经缺者，则于历代名医④诸书采其可法者，以附录之。其一二岁未可诊脉，则有三关指脉形，在下卷"脉法"论内。

论首诸方，大概以某病用某药，故止录诸方，为后学设绳墨。其分量轻重并修合服法，大略不书，欲学者随机应变，因时制宜⑤，决不可妄执古方以治今病也。

凡诸书有可采句，论中未能尽述者，俱补遗于论之首，以便参阅。

痘疹一书，或坊刻，或家传，种种不一，然多有可采处，予另有《痘疹折衷》一集，兹不编入。

幼⑥科大方，其病症用药原无大异，予有《内科折衷》，亦

---

① 僭（jiàn 见）：僭越，超越本分之义，谦词。
② 凡：原书漫漶不清，据沪影清抄本补。
③ 论：原书漫漶不清，据沪影清抄本补。
④ 名医：原书漫漶不清，据沪影清抄本补。
⑤ 制宜：原书漫漶不清，据沪影清抄本补。
⑥ 幼：原书漫漶不清，据沪影清抄本补。

须兼看。

此①集本为幼学而设，当善藏之，不可轻传外人，反取谤詈。

论中少有疑难字眼，悉照《海篇直音》② 注解，以便初学者之诵读。

---

① 此：原书漫漶不清，据沪影清抄本补。

② 海篇直音：明代大型字书，收录于《续修四库全书》经部小字类第 231 册中，此书作者尚不明确，有待学者考证。

目 录

小儿食物所宜

鲫鱼　鳗鱼_{杀虫}　田鸡　鸭　肚子　肺头①　大肉　风鱼②
莲肉　芡实　榧子_{杀虫}　熟枣　熟栗　圆眼③_燉　山药　扁豆
小甑糕④

小儿食物所忌

蜜同⑤瓜　水红菱　白蒲枣⑥　硬蚕豆　油腻物　汁淘饭⑦
荔枝⑧　粽子　面食　鸡_{生虫}　糯食　蛋　桃子

初生脐带脱落，需浸透洗净，取置新瓦上，用炭火四围，烧至烟尽，放地上，用瓦盏之类盖之，存性，研为细末，预将朱砂透明者为极细末，水飞过。脐带若有五分重，朱砂用二分五厘；生地黄、当归身煎浓汁一二蚬壳，调和前二味，抹儿上腭间及乳母乳头上，一日之内晚至昼，次日大便遗下秽污浊垢之物，终身永无疮疹及诸疾，生一子则实一子，十分至妙法也。

---

①　肺头：即猪肺。
②　风鱼：淡水鱼经腌制后风干而成。
③　圆眼：即桂圆，又称龙眼。
④　小甑（zèng 赠）糕：以红枣、糯米为原料，用甑蒸制而成的糕。甑，一种炊具。
⑤　蜜同：原书漫漶不清，据沪影清抄本补。
⑥　白蒲枣：未成熟的枣子。
⑦　汁淘饭：用开水、菜、汤水拌成的饭。用此喂儿，食易下，但因咀嚼不细而难消化。
⑧　荔枝：原书漫漶不清，据沪影清抄本补。

古庙凶祠不可入，入之则神惊；狂禽异兽不可戏，戏之则神恐；斗争之处不可近，近之则心偏；枯木大树之下不可息，防久阴之气触入。

初生护养

十月婴儿初孕育，肌肤未实阴未足。

正当生下未啼时，急以拭去胎液毒。

黄连甘草朱蜜佳，免致班①疮夭死速。

五六日间脐未干，纵然炎热休频浴。

但将故絮遮其身，下体单寒常露足②。

见些风日有何妨，月里频啼才是福。

胎热胎毒得以伸，热气随啼无蕴蓄。

勿令③过爱勿置怀，免与新绵重被覆。

昧者重绵尚恐寒，乳哺不离④犹恐哭。

但见微风便感寒，才闻音响时惊愕。

做出疾病不可言⑤，所以富儿多命促。

吾尝谙此历验之，故此子孙多易鞠⑥。

凡小儿⑦病，宜先观形症神色，然后察脉。假如肝之为病则面青，心之为⑧病则面赤，脾之为病则面黄，肺之为病则面⑨

① 班：通"斑"。杂色。《韩非子》曰："班白者不徒行。"
② 下体单寒常露足：原作"下体单常寒露足"，据沪影清抄本乙正。
③ 勿令：原"勿"前脱"令"，据沪影清抄本补并乙正。
④ 离：原书漫漶不清，据沪影清抄本补。
⑤ 言：原书漫漶不清，据沪影清抄本补。
⑥ 鞠：养育、抚养。
⑦ 儿：原书漫漶不清，据沪影清抄本补。
⑧ 为：原书漫漶不清，据沪影清抄本补。
⑨ 面：原作"为"，据沪影清抄本改。

白，肾之为病则面黑。先要分别五脏形症，次看禀受盈亏、胎气虚实，明其标本而治之，无不可者。

入门审候歌

观形察色辨因由，阴弱阳强发硬柔。

若是伤寒双足冷，要知有热肚皮求。

鼻冷便知是疮疹，耳冷应知风热症。

浑身皆热是伤寒，上热下冷伤食病。

五指稍①头冷，惊来不可当。

若逢中指热，必定是伤寒。

中指独自冷，麻痘症相传。

女右男分左，分明仔细看。

观面部五色

面赤为风热，面青惊可详。

心肝形此见，脉症辨温凉。

脾怯黄疳积，虚寒皖白光。

若逢生黑气，肾败命须亡。

小儿三岁以下，须看男左女右手虎口三关。从第二指侧看，第一②节名风关，第二节名气关，第三节名命关。辨其纹色，紫者属热，红③者属寒，青者惊风，白者疳病，黑者中恶，黄者脾之困也。若现于④风关为轻，气关为重，过于命关则难

① 稍：指事物的末端、枝叶。
② 一：原书漫漶不清，据沪影清抄本补。
③ 红：原书漫漶不清，据沪影清抄本补。
④ 于：原书漫漶不清，据沪影清抄本补。

治矣。

三关脉纹主病歌

紫热红伤寒，青惊白是疳。
黑时因中恶，黄即困脾端。

又：青色大小曲，人惊并四足。
赤色大小曲，水火飞禽扑。
紫色大小曲，伤米面鱼肉。
黑色大小曲，脾风微作搐。

又：小儿食积辨三关，男左女右一般看。
要知初气中风候，末是命关易亦难。
要知虎口气纹脉，到指看形分五色。
黄红安乐五脏和，红紫依稀有损益。
紫青伤食气虚损，青色之时症候极。
忽然纯黑在其间，好手医人心胆寒。
紫纹深黑主惊悸，赤青相半急惊看。
青而深紫形神缩，来去不定慢惊干。
紫黑青丝或隐隐，似出不出慢脾端。
浅青之色腹中痛，青黑内吊惊搐关。
淡红下痢或吐泻，腹痛不食病尤难。
深紫惊哭红惊热，赤红相半是伤寒。
浅①紫烦渴或吐利，纹弯伤乳病相干。

---

① 浅：原脱，据沪影清抄本补。

弯纹入里顺且可，出外透甲①绳脉看。

风关鱼刺惊青治，气主痞癖热易痊。

命关青主虚风治，风入脾兼肺主难。

风见悬针主水惊，气关痞赤肺烦生。

命关一见不可治，红紫微微始是轻。

风关水字惊入肺，咳嗽生痰潮热生。

气见涎痰积不化，命惊痞极哭然倾。

乙字风关肝受惊，气关亦主受惊侵。

命关若是慢脾病，总是灵丹命不存。

风见曲虫痞积聚，小便秘结腹虚膨。

气关作渴主泻痢，命若逢之定见倾。

环形风见肝痞积，气见须知吐逆侵。

病久定因痞入胃，命关若见死无生。

一见流珠膈热多，三焦不快泻频过。

烦躁哭啼时欲吐，肠鸣自利可调和。

来蛇中脘不调和，积气攻攒干呕多。

若见去蛇时泻利，脾虚饮食不消磨。

弓反里形头目重，寒邪惊里小便黄。

四肢倦怠兼稍冷，逐冷疏风便得康。

弓反外形痰热病，夹惊夹食及风痫。

心神惊悸精神倦，用药宁心便得痊。

---

① 甲：原脱，据沪影清抄本补。

上　卷

急慢惊风一

总括：面红卒中浑身热，唇黑牙关气如绝。目翻搐搦喉有声，此是急惊容易决。

慢惊：阴盛阳虚病已深，吐余泻后睡扬睛。神昏搐缓涎流甚，此症分明是慢惊。

脉法：浮数洪紧为急惊，沉迟散缓为慢惊，虎口纹青紫为惊风。形势弯入里者为顺，出外者为逆。

《内经》曰：诸风掉眩，皆属肝木[①]。盖小儿系纯阳之体，为其真水未旺，心火已炎，肺金受制而无以平肝，故肝木常有余而脾土常不足也。为父母者，或失于保养，抱于当风，近于热地，或辛辣多食，衣衾过厚，邪热郁蒸，积于心，传于肝，再受人物惊触。未发之时，夜卧不稳，睡中或笑或哭，啮齿咬乳，鼻额有汗，气促痰鸣，忽尔闷绝，目直上视，口噤不开，手足搐掣，此热甚而然，况兼面红、脉数可辨。盖心有热而肝有风，风主乎动，火得风则烟焰起，二阳相[②]鼓，风火相搏，肝藏魂，心藏神，因热则神魂易动，故发惊也。心主乎神，独不受触，遇有惊则发热，热极生风，故能成搐，名曰急惊，以宽气饮枳壳、枳实、人参、甘草，三解散人参、防风、天麻、茯神、

---

①　诸风掉眩皆属肝木：语出《素问·至真要大论》，原文为"诸风掉眩，皆属于肝"。

②　相：原脱，据沪影清抄本补。

山栀、白附、大黄、赤芍、黄芩、僵蚕、全蝎、枳壳、甘草，实者加大黄、藿香，虚者加人参去参主之。如暴感此症，未辨阴阳虚实，先用五苓散白术、猪苓、茯苓、泽泻、肉桂和宽气饮方见前，少加宽热饮玄明粉、枳壳、大黄、甘草三药合用，姜汁沸汤调灌，即解。大抵治搐之法以宽气为妙，气顺则搐停，此自然之理也。予尝感慨诸人每见惊风搐作，不明标本，混为一症，遽用金石、脑、麝、蜈、蚕、蛇、蝎大寒搜风之剂，耗散其气，其症愈甚，多致勿救。殊不知惊生于心，风生于肝，搐始于气，是为三症。其惊与风，首已详及。所谓搐始于气者，盖因风寒暑湿燥火之气有一不顺，便蓄于咽喉间，搏于心肺，传入肝经，上不能升，下不能降，使津液郁滞，不得流行，故痰涎壅闭而作搐，亦宜宽气饮。

然当知所以受病。如病在惊，惊由痰热得，只可退热化痰，其惊自止；病在风，风由惊作，只须利惊化痰，其风自散；病在痰涎，急宜退热化痰；若也有搐，须截风散惊，此不治之症也。

伤风后发搐者，口中气出，热，呵欠，烦闷，手足动摇，此气血未实①，不能胜任故也。治当先发散，大青膏白附、青黛、天麻、全蝎、朱砂、乌蛇、麝香、竺黄、大青叶主之。

有伤食后发搐者，身体温，多睡，或呕吐，不思乳食，此食滞而气亦因之而滞，故发搐也。当先定搐，加羌活、防风，兼下泻青丸当归、山栀、胆草、川芎、大黄、羌活、防风，后用白饼子滑石，轻粉，半夏，巴豆四十粒，去皮尖，水一升煎，水尽为度，研细，入药内为饼下其食，渐用异功散人参、甘草、白术、白

---

① 实：原字漫漶，据沪影清抄本补。

茯苓、陈皮养其气。

有欲出麻痘而发搐者，身体温，多睡，或呕吐，不思饮食，此乃热乘于心，心火炎上，故目睛上窜，其症耳轮鼻尖手足稍冷，喷嚏眼涩①，睡中惊跳是也，但无痰涎为异耳。治法当平肝木，利小便，平肝木则风自去，利小便则心热退。风热既定，则痘出而搐愈矣，宜导赤散生地、木通、生甘草加芍药、防风、荆芥之类。

有痘后发搐者，此气血虚弱，复感风寒，热毒反滞，且不敢发散清利，不治者多矣。

有小儿闻声即掣跳者，乃肝肺不足，魂魄不稳，故神有不安，非谓惊也，服犀角地黄丸天冬、麦冬、茯苓、茯神、前胡、柴胡、人参、玄参、生地、川芎、甘草、天麻、羌活、防风。

有小儿心气虚怯，神不安定，连并掣跳者，可服四君子汤人参、白术、甘草②、茯苓，加辰砂少许服之。

暑风一症，因夏月感冒，风热太甚，致面垢唇红，脉沉细数，忽发惊搐，不省人事，治用消暑清心饮藿香、泽泻、白术、肉桂、茯苓、辰砂、辰砂五苓散及抱龙丸治之。

慢惊属阴，阴主乎静而搐缓，故曰慢。或得于大病之余，或传误转之后，目慢神昏，手足偏动，口角流涎，或口气冷缓③，或囟门陷下，睡则扬睛，或半开半合，此真阳消耗而阴邪独盛。阴盛生寒，寒为水化，水生肝木，木为风化，木克④脾土，胃为脾之腑脾虚则生风，故胃中有风，瘈疭渐生，两肩微

---

① 涩：原作"湿"，据沪影清抄本改。
② 白术甘草：原脱，据方剂名补。
③ 缓：原作"暖"，据沪影清抄本改。
④ 克：原作"刻"，据文义改。

耸，两手垂下，时复动摇不已也，此症有汗者不治。故仲景曰：阴不得有汗①。盖阴症无汗，有汗者亡阳耳，治法不可一概用药。如吐泻得之，则理中汤人参、白术、干姜、炙甘草加木香以温其中，五苓散白术、猪苓、泽泻、白茯苓、肉桂以导其水；如脏寒泄泻得之，则先与术附汤白术、附子、炙甘草；下积取转得之，则先与调气汤木香、炙甘草、香附、人参、陈皮、藿香调和脾胃；如外感风寒，则可与桂枝汤桂枝、芍药、生姜、甘草，葛根汤干葛、麻黄、桂枝、芍药、炙甘草辈。其他可以类推矣。然慢惊虽属阴，视其浅深如何，不可纯②用温燥之剂，惟于平胃气中加以截风定搐之药，如全蝎、僵蚕、白附、天麻、南星辈为良方。若吐不止，可投定吐饮半夏、生姜、薄荷；泻不止，宜服六柱散人参、茯苓、白术、木香、肉果、附子，五苓散；若痰多唇白，四肢如冰，不醒人事，方可回阳，用固真汤人参、茯苓、白术、附子、山药、黄芪、肉果、甘草速灌之，以生胃气。胃气既回，投醒脾散全蝎、白附、天麻、甘草、菖蒲、茯苓、人参、木香、石莲、白术，徐徐调理。

慢脾之候，面青额汗，舌卷低头，眼合不开，困睡中摇头吐舌，频吐腥臭，噤口咬牙，手足微搐而不收，或身冷，或身热，其脉沉细。盖因慢惊之后，吐泻损脾，病传已极，总归虚处，惟脾所受，故曰慢脾。若逐风则无风可逐，疗惊则无惊可疗，但脾间涎痰，虚热往来，其眼合者，脾困气乏，神思昏迷，痰涎壅滞然耳，世所谓难疗者也。大要生胃回阳，金液丹舶上硫黄十两（研细，入罐内，煅过用）、生附四君子汤人参、白附、白

---

① 阴不得有汗：语出《伤寒论·辨太阳病脉证并治》。

② 纯：原字漫漶，据沪影清抄本补。

术、甘草、茯苓（如前药四分中之一）酌而用之，胃气渐复，仍服醒脾异功①人参、白术、茯苓、甘草、陈皮之类。诸药不效者，如有太冲脉，则取百会穴灸之可也。

补 遗

凡惊风发搐，听其自动自止，不可抱紧，使其气得畅通可也，不然有惊瘫之症。

四症者，惊、风、痰、热也。八候者，搐、搦、掣、颤、反、引、窜、视也。搐者两手伸缩，搦者十指开合，掣者势若相扑，颤者头偏不正，反者身仰向后，引者臂若开弓，窜者目直视怒，视者睛露不活。四症既具，八候生焉；四症已无，八候安有？专是业者可不究心及此乎？

《医学纲目》云：搐，一也，而有晨夕之分，表里之异。身热力大者为急惊，身冷力小者为慢惊，仆地作声醒时多沫者为痫，头目仰视为天吊，角弓反张为痉，而治各不同也②。

东垣云：小儿泻青有惊，当先补其土，后泻其木，其风木旺症，右关脉洪大，掌中热，腹皮热者是也③。今立一方，黄芪益黄散人参、甘草、黄芪、白芍、陈皮、黄连、茯苓主之，人参、黄芪、甘草各等分，此三味皆温补脾土，益元气，甘能泻火。《内经》云：热淫于内，以甘泻之，以酸收之。白芍药酸寒，寒能泻火，酸能泻肝木而大补肺金，补得金土之位大旺，则火虚矣，风木何由而来克土？然后泻风木之旺，脾虚者以火邪乘其土位故也。故曰：从后来者为虚邪，火旺能实其木，木旺故来克土，当于心经中以甘温补土之源，更于脾土中泻火以

---

① 功：原作"攻"，据方名改。
② 医学纲目云……而治各不同也：语出《证治准绳·幼科集之二》。
③ 东垣云……腹皮热者是也：语本《兰室秘藏·卷下》。

甘寒，补金以酸凉，致脾土中金旺火衰，则风木自虚矣①。

病有相似而实不同者，此余素所经验。近有小儿先觉身热，少顷②便僵仆不知人事，目睛上视，口唇牵动，状如惊风，掣跳不止。一医以惊风治之，食顷间屡醒屡搐，故召余视之。余问曰：两日热否？病家曰：前日午时发热，至傍晚方止。昨日无恙，不意今午复热，遂成惊风。予曰：此宿食顽痰胶固于中，荣卫不行，邪正相攻，乃疟疾也。以金石镇惊之药投之，宁无助火为害之患乎？命渠③且勿服药，恐药毒交攻，病势反剧。至下午稍减，以二陈汤_{茯苓、陈皮、半夏、甘草}加楂肉、麦芽、青皮、槟榔、防风、干葛服之，至次日疟作而余症悉退。又服消痰散表之药，四剂而疟愈矣。

急惊不治症

眼睛翻转，口中出血，两手摆跳，肚腹搐动，或神缓而摸体寻衣，或症笃而神昏气促，喷药不下，通关不嚏，心中热痛，忽大叫者，不治。

补　遗

口中出血，通关不嚏，间或有生者。

慢惊不治症　慢脾不治同

四肢厥冷，面黯神惨，鸦声，口生白疮，发直摇头，眼不转，头项软，二便不禁，手足一边牵引者，不治。_{痰如牵锯，唇缩气短，搐甚，不治。}

---

① 内经云……风木自虚矣：语本《兰室秘藏·卷下》。

② 顷：原作"倾"，据文义改。

③ 渠：方言，他（她）之义。

四肢厥冷，二便不禁，服暖胃回阳剂以治之。治之不效，乃称不治。予曾治而效，不可因其有此症便说不治也。

疳积二

总括：五疳五脏五般看，治法详推事不难。若见面黄肌肉瘦，齿焦发竖即为疳。

凡养小儿宜戒惊，酒肉油腻偏生病。生冷硬物凉水浆，不与自无疳癖症。

脉法：脉单细为疳劳，虎口脉纹白色者为疳。

《内经》曰：数食肥，令人内热。数食甘，令人中满①，盖其病因肥甘所致，故名曰疳。若夫小儿乳哺未息，胃气未全，父母不能调摄，惟务姑息之爱，遂令恣食肥甘生冷，积滞胶固，以致身热体瘦，面色痿黄，或肚大青筋，虫痛泻痢，而诸疳之症作矣。钱仲阳曰：诸疳皆脾胃之病，内亡津液而作也。因大病后，或吐泻后，以药下之，致脾胃虚弱，内亡津液而成。且小儿病疳，大抵为庸医所坏。小儿身发虚热，皆当依本脏而补其母，则子自安。假令日中潮热，是心经虚热也。肝为心之母，宜先补肝，肝实而后泻心，心得母气，则内平而潮热愈矣。医见潮热，妄谓其实，乃以诸冷药利之，利既多矣，不能禁约而津液内亡，即成疳也②。余脏仿此。

又有小儿幼小缺乳，与食粥饭太早，耗散形气，亦能成疳，其病关乎五脏。因脾家一脏有积不治，传之余脏，而成五疳之

---

① 　数食肥……令人中满：语本《素问·奇病论》。

② 　内经曰……即成疳也：语本《证治准绳·幼科集之八》。

疾，故有五疳之分焉。

肝疳即风疳，其症摇头揉目，白膜遮睛，面青多泪，头焦发立，遍身疮癣是也，宜服天麻丸_{青黛、黄连、天麻、川芎、芦荟、胆草、防风、蝉蜕、全蝎、麝香、五灵脂、夜明砂}。心疳即惊疳，其症壮热脸红，口舌生疮，五心烦热，盗汗发渴，咬牙虚惊是也，宜用茯神丸_{茯神、芦荟、琥珀、黄连、赤茯苓、钩藤、麝香、菖蒲、远志、虾蟆灰}。脾疳即食疳，其症身面俱黄，肚大脚细，吐逆中满，水谷不消，泄下酸臭，合面困睡，减食吃泥是也，宜用灵脂丸_{砂仁、白豆蔻、麦芽、蓬术、五灵脂、陈皮、四君子、青皮、煅虾蟆灰}。肺疳即气疳，其症咳嗽喘逆，壮热恶寒，皮肤粟生，鼻痒流涕，咽喉不利，颐烂气胀，泄泻频并，毛焦吐红是也，宜用化蜃丸_{芜荑、芦荟、青黛、川芎、胡连、白芷稍、虾蟆灰}。肾疳即急疳，其症脑热肌削，手足如冰，寒热时来，滑泄肚痛，口渴鼻干，齿龈生疮，爪黑面黧，身多疮疥是也，宜用地黄丸_{熟地、山萸、丹参、山药、川芎、赤茯苓、使君肉、当归、川楝肉}。大抵疳之为症，头皮光急，毛发焦稀，面黄唇白，身汗口渴，尿白泻酸，肚胀潮热，皆其候也。

蛔虫者，失乳饭早，或食肉太早，以致停蓄积滞，化而为虫，其症皱眉多啼，呕吐清水，腹中作痛，肚胀青筋，唇口紫黑，肠头湿痒是也，化虫丸主之_{芜荑、鹤虱、槟榔、煅虾蟆、芦荟}。

脊疳者，虫蚀脊膂，身热羸黄，积中生热，烦渴下痢，拍背如鼓鸣，脊骨如锯齿，或十指生疮，频啮爪甲是也，下虫丸主之_{木香、桃仁、芜荑、槟榔、鹤虱、轻粉、煅虾蟆、使肉}。

脑疳者，脑中素受风热，生下乳哺失常，头皮光急，头疮如饼，头热如火，发直如穗，遍身多汗，腮肿囟高是也，临产多欲亦然，最易损儿眼，龙胆丸主之胆草、升麻、防风、苦根、赤茯苓、油发、青黛、黄连、芦荟。

疳肿胀者，虚中有积，其毒与气交并，故令肚腹紧胀，由是脾复受湿，或冷热不调，虚中不能宣导，故令头面、四肢浮肿是也，褐丸子主之卜子、陈皮、青皮、槟榔、三棱、胡椒、蓬术、木香、神曲。

疳劳者，潮热往来，五心烦热而发疮，盗汗骨蒸，喘嗽枯瘁是也。其症渴而复泻，饮水恶食，肚硬如石，面色如银，不可治矣，急服黄芪汤黄芪、当归、川芎、白芍、生地、虾蟆、鳖甲、人参、茯苓、陈皮、柴胡、半夏、使君肉。

无辜疳者，脑后项边有核如弹，按之转动，软而不疼，其间有虫如米粉，速宜破而去之，免虫随热气流散，淫食脏腑，以致肢体痈疮，便利脓血，壮热羸瘦，头露高骨是也。以针刺破，高①药贴之，然后服蚵皮丸蟾蜍一枚，要腹大，不鸣不跳，身多癞者，取粪虫置桶内，却将虾蟆打杀之，放在虫中，任虫食一日一夜，次以布袋包定，置水急流处，浸一宿取出，瓦上焙为末，入麝香一字，饭糊为丸如桐子大，每服二十丸。

丁奚者，手足极细，项小骨高，尻②削体瘰，腹大脐突，号哭胸陷，或生谷瘕是也。哺露者，虚热往来，头骨分开，翻食吐虫，烦渴呕秽，柴骨瘦露是也。其候皆因脾胃久虚，不能消化水谷，以致精神减损，无以荣其气血，而成此一症也，十全丹主之青皮、陈皮、蓬术、川芎、芦荟、木香、使君子肉、槟榔、白豆蔻、煅虾蟆灰、五灵脂。

---

① 高：通"膏"。油脂。《素问·生气通天论》："高粱之变，足生大丁，受如持虚。"

② 尻（kāo）：臀部，屁股。

魃病①者，缘儿生周晬②，母复有孕，血气所荫，分之两端，是故胚胎渐伤，乳汁成毒，儿吻致疾，敛率其气，郁伤其神魄，令儿面黄腹胀，微微下痢，寒热往来，毛发鬇鬤③，日渐黄瘦，精神不悦者，乃是饮母魃乳故也。宜速断乳，温平胃气，和顺血脉可也，服龙胆汤胆草、钩藤、柴胡、桔梗、芍药、川芎、茯苓、甘草、人参、大黄。

补　遗

　　钱仲阳曰：肝疳，一名筋疳，白膜遮睛，或泻血而瘦，用地黄丸。心疳，面黄颊赤，身体壮热，用安神丸麦门冬、白茯苓、山药、甘草、寒水石、马牙硝、朱砂、片脑，为丸服。脾疳，一名肥疳，体黄瘦削，皮肤干燥④，而有疮疥，腹大嗜土，用益黄散陈皮一钱、诃子皮、青皮各五分、香二分，共为末，水煎服，加人参、白术各一钱，服，效。肾疳，一名骨疳，肢体瘦削，遍生疥，喜卧湿地，用地黄丸。肺疳，一名气疳，喘嗽气促，口鼻生疮，用益黄散⑤。

　　按此论皆补其母也，亦当参看。

　　钱仲阳曰：凡小儿疳在内，目肿腹胀，泻痢青白，体渐瘦弱；疳在外，鼻下赤烂，频纽鼻耳，或肢体生疮⑥。鼻疮以兰香散敷之，用兰香叶二钱，烧存性，同青黛、轻粉各五钱，为细末，干敷之。又白粉散，用乌贼骨末一匙，白及末二匙，轻

---

　　①　魃（qí 奇）病：病证名，出自《备急千金要方》。病因服孕母乳而致黄瘦，腹大脚软。

　　②　晬（zuì 最）：古代称婴儿满一百天或一周岁。

　　③　鬇鬤（zhēngníng 狰狞）：毛发蓬乱貌。

　　④　燥：原作"湿"，据沪影清抄本改。

　　⑤　肝疳……用益黄散：语本《小儿药证直诀·卷上》。

　　⑥　钱仲阳曰……肢体生疮：语本《景岳全书·卷四十一》。

粉一匙，为末和匀，用冷茶洗疮，拭干敷之，此医口外疳疮者。

疳积不治，腹膨脐突，面黄羸弱，吐虫泻臭，头解，鹤膝伶仃①。

诸吐三

总括：面青唇白冷为真，热吐腥②酸头额温。停食作痰呕乳逆，不宜尿湿燥红唇。

脉法：脉浮而迟，气少不语者，难治。

《内经》曰：诸呕吐酸，暴注下迫，皆属于火③。河间曰：胃膈热甚则为呕，火气炎上之象也④。夫吐谓有物无声，哕谓有声无物，呕者谓有声有物也。前人以吐为属火，此特其一端耳。

冷吐者，片乳不消，多吐而少出，脉息沉微，面白眼慢，气缓神昏，额上汗出。此因风寒入胃，或食生冷，或伤宿乳，胃虚不纳而出，宜温胃去寒，理中汤人参、白术、干姜、甘草，定吐饮半夏、生姜、薄荷。如诸药不应，以参香饮人参、沉香、丁香、藿香、木香、姜汁治之。

热吐者，面赤唇红，吐次少而多出，乳片不消而色黄，遍体热甚，或因暑气在胃，或食热物⑤，精神不慢而多烦渴，宜香薷饮黄连、香薷、扁豆、厚朴。积吐者，眼胞浮，面微黄，足冷肚热，昼轻夜重。儿大者，脉沉缓，此宿乳滞脾，故吐黄酸

---

① 伶仃：形容瘦弱的样子。
② 腥：原作"醒"，据文义改。
③ 内经曰……皆属于火：语出《素问·至真要大论》。
④ 胃膈热……之象也：语本《素问玄机原病式·六气为病》。
⑤ 或食热物：原作"热食或物"，据《活幼心书》卷中改。

水或有清痰。脉实而滑，为食积所伤，吐酸馊气，或宿食并出。儿小者呗①乳不化，宜用三棱散人参、蓬术、三棱、陈皮、枳壳、香附、青皮、甘草、益智、神曲、谷芽、半夏、大黄、紫苏。

伤风嗽吐，有热生风，有风生痰，痰结胸中，肺气不顺，连嗽不止，和痰吐出，此为嗽吐。痰壅而作，乃为实症，宜去风化痰，先服小柴胡汤半夏、黄芩、柴胡、甘草、人参，加薄荷。若泻久脾虚，土不生金，面白唇燥，干嗽干呕，无痰可去，温补为上，用茯苓厚朴汤茯苓、厚朴、半夏、甘草，惺惺饮人参、桔梗、川芎、白术、防风、甘草、细辛、南星、天花粉。

伤乳吐者，才饮乳即吐，或少停而吐，此因乳饮无度，脾气虚弱，不能运化，譬之小器盛物，满则溢也。更当节乳，投三棱散。

呕家多渴，胃之津液干也。欲饮水以自救，宜少与之，不可多也，多则反吐，谓之水逆，宜五苓散白术、茯苓、猪苓、泽泻、肉桂。有时常恶心，吐清水，心胃作痛，得食即暂止，饥则甚者，此胃中有蛔虫也，宜槟榔散黑锡炒成灰、槟榔各等分为末，米汤调服，苦楝根汤下亦好。

大抵呕吐，第一要节乳，徐徐用药调治。盖节者，樽②节之节，无过饱也。如不明此理，动辄断乳二三日，以致馁甚而胃虚，反致不救者多矣，切须知之。

补　遗

丹溪云：胃中有热，膈中有痰，令人时常呕吐清水，作嗳气、吞酸等症，用二陈汤茯苓、半夏、陈皮、甘草，加姜汁炒黄

----

① 呗（xiàn 现）：不作呕而吐，亦泛指呕吐。

② 樽（zǔn）：通"撙"，抑止。《淮南子要略》云："樽流遁之观，和养性之和。"许慎注："樽，止也。"

连、山栀、苍术、川芎、香附、砂仁、神曲、山楂，少加木香以行滞气，用姜水煎服。

凡病呕吐，切不可下，以其逆之故也①，此丹溪之论。而东垣乃云：吐而大便不通，则利大便，上药在所当禁②。二说相反，要当审其通与不通而治耳。

呕家圣药是生姜，信矣！然气逆作呕，生姜散之；痰与水作呕，半夏逐之。生姜于寒症最佳，然热吐不可无乌梅也。

女子呕吐甚者死，以其阴在上故也。

吐属太阴，多血少气，乃血病也；哕属少阳，多气少血，乃气病也；呕属阳明，多血多气，气血俱病也。

吐内有蛔，皆因胃中有积。

诸泻四_{附吐泻③}

总括：脾虚胃弱病根成，水谷如何运化行。清浊相干应吐泻，久传虚泻使风生④。

脉法：泄主脉缓，时小结者生，浮大者死。

《内经》曰：春伤于风，夏必飧泄。又曰：湿胜则濡泄⑤。夫脾胃固湿土之化，主腐熟水谷，胃气和平，饮食入胃，精气则输于脾土，归于肺，行于百脉而成荣卫。若饮食一伤，起居不时，损其胃气，则上升精华之气反下降而飧泄矣。

冷泻，多是白水，泻密⑥而少，腹痛而鸣，眉皱目慢，面

---

① 凡病呕吐……以其逆之故也：语出《丹溪治法心要·卷二》。
② 吐而大便不通……所当禁：语本《脾胃论·卷上》。
③ 附吐泻：原缺，据底本目录补。
④ 生：原作"声"，据文义改。
⑤ 春伤于风……湿胜则濡泄：语出《素问·阴阳应象大论》。
⑥ 密：次数频多之意。

带白色，额上汗多，用守中汤桔梗、苍术、干姜、甘草、益中膏肉果、丁香、砂仁、诃子、甘草、青皮、陈皮、马芹。

伤食泻，因饮食过多，有伤脾气，遂成泄泻，故大便不聚，臭如败卵，宜三棱散蓬术、三棱、益智、陈皮、甘草、神曲、麦芽、半夏。

热泻，大便黄色，如筒吊水，泻过即止，半日复然，心烦口渴，小便黄少，食乳必粗，先用五苓散白术、茯苓、猪苓、泽泻、肉桂，后用香薷饮黄连、香薷、扁豆、厚朴。

水泻，谓之洞泄，乃阴阳不顺，水谷不分，泻黄水而小便少，番次密而无度。此为冷热相激，清浊浑化，或因母自热中来，乳有热气，遂以哺之，令儿脾胃不和，水谷交杂而下，以咬咀五苓散加薏苡仁、车前子、半夏，水姜煎服，后用香薷饮。

积泻者，脾气虚弱，乳食入胃不能运化，积滞日久，再为冷食所伤，传之大肠，遂成泄泻。留连不止，诸药无效。盖以积在脾胃，积既未除，何由得愈？宜先去积后止泻，泻止实脾，则病除矣。三棱散、香橘饼木香、陈皮、青皮、厚朴、砂仁、神曲、三棱、麦芽、参苓白术散人参、茯苓、甘草、白术、砂仁、苡仁、桔梗、莲肉、山药、扁豆。

惊泻，粪青如苔，稠若胶黏，不可便止，但镇心抑肝，和脾胃，消乳食，斯为治矣，投三解散人参、防风、天麻、茯神、山栀、白附、大黄、赤芍、黄芩、僵蚕、全蝎、枳壳、甘草、白术、五苓散水、姜、仓米煎服。

疳积酿泻，其候面色痿黄，肚胀脚弱，头大项小，发稀直竖，肌肉消瘦，不思饮食，昼凉夜热，或腹内有癥癖气块，泻则颜色不等，其臭异常。其泻有时，或一月半月一番，自泻自止，先用当归散当归、赤芍、大黄、川芎、麻黄、甘草加三棱、陈皮煎服，次投三解散。

《内经》曰：暴注下迫，皆属于火；水液澄清，皆属于寒①。

补 遗

凡泻水而腹不痛者，是湿；饮食入胃，完谷不化者，是气虚；肠鸣泻水，痛一阵泻一阵，是火；或泻或不泻，或多或少，是痰；腹痛甚而泻，泻后痛减，是食积。

暴泄非阴，久泄非阳。诸书皆以泄泻宜利小便，此乃万古不易之定理。若久泻脾虚，阳气衰弱，伏匿阴中。若用淡渗之药，是降之又降，抑其阴而重竭其阳，则阳愈削而精神愈短矣。宜用升阳风药，以羌活、独活、柴胡、升麻、防风、甘草之类。大法云：寒湿之胜，助风以平之。又曰：下者举之，得阳气升腾而病去矣。此东垣治法也。

俗云：受肚泻，乃饮食满腹，脾弱运化不及，故聚满而泻，泻尽而止，复又如是。宜调脾胃，节饮食为上。

附 吐泻

总括：小儿吐泻有多般，不可将来一例看。若见神昏目慢候，慢脾惊搐要提防。

脉法：洪者为热，弦者为痛。微弱渐迟者死，渐大者生。若有宿食留饮，气口脉必弦滑。

《内经》曰：脾虚则泻，胃虚则吐。又曰：食滞于胃口者为吐，食滞于大小肠者为泻。又曰：诸呕吐酸，暴注下迫，皆属于热②。钱仲阳曰：吐乳泻黄，伤热乳也，吐乳泻青，伤冷乳

---

① 暴注下迫……皆属于寒：语出《素问·至真要大论》。
② 诸呕吐酸……皆属于热：语出《素问·至真要大论》。

也，皆当下之①。则知虚实寒热皆能成吐泻。又有伤风吐泻，身温，乍凉乍热，多睡气粗，大便黄白色，呕吐，乳食不消，更兼咳嗽，先服大青膏<small>大黄、青黛、天麻、附子、麝香、蝎尾、朱砂、天竺黄、青稍蛇发散</small>，后用益黄散<small>陈皮、诃子、青皮、丁香、甘草和胃</small>。若吐泻身热多睡，能乳吐痰，饮水不止，大便黄水，此胃虚之症，先用白术散生津止渴，后用大青膏发散风邪。

凡遇小儿吐泻，惟恐脾虚生风之患。《心鉴》云：儿分长幼，病察虚实。有吐泻三五日发风者，有一日半日而发者。大抵女孩以吐为急，男子以泻为速。若气虚暴泻暴吐，才作便得之。惟有疳泻不成风候，久之终于虚乏不治矣。但泻宜实脾为良，吐即生胃为本，截风之药略加用之②。

凡惊药及寒凉之药切不可用，亦不可用太热药，不宜轻妄投剂为幸也。仲阳不分寒热吐泻，而曰皆当下之，恐未妥当。不若伤热者用五苓散<small>白术、猪苓、泽泻、茯苓、肉桂</small>以导其逆，伤冷者用理中汤<small>人参、干姜、白术、甘草</small>以温其中，自然平复。

补　遗

钱仲阳曰：小儿初生三日内吐泻壮热，不思乳食，大便青白，乳食不消，或白色，是伤乳，当下之，然后和胃③。夏至后吐泻，身壮热，或伤热，或伤乳，吐乳不消，泻深黄色，宜香薷散之类<small>黄连、香薷、扁豆、厚朴</small>。小儿伤食及湿热作吐泻者，须用胃苓汤<small>苍术、白术、猪苓、泽泻、厚朴、茯苓、甘草、陈皮</small>，加桂少许，反觉平安。

---

① 吐乳泻黄……皆当下之：语本《小儿药证直诀卷上·脉证治法》。
② 儿分长幼……略加用之：语出《活幼口议·卷之十》。
③ 小儿初生……然后和胃：语本《小儿药证直诀·卷上》。

霍乱吐泻五①

总括：病人霍乱事堪惊，吐利交加并转筋。心腹疼痛时眩晕，宜分干湿审三因。

脉法：脉来浮洪者可治，微而迟者难生。

《内经》曰：太阴所至为中满，霍乱吐下，有土郁之发②，民病呕吐霍乱注下，有岁土不及，风乃大行，民病霍乱飧泄，有热至则身热霍乱吐下。仲景曰：邪在上焦则吐，邪在下焦则泻，邪在中焦则既吐且泻③。小儿霍乱之候，皆因饮食生冷，风寒暑湿，内有所伤，外有所感，阳不得升，阴不得降，乘膈而成，故卒然吐泻并作，挥霍撩乱矣。为病之源有三：吐者喝也，心火炎上也；泻者湿也，湿土注下也；转筋者风也，木火扰乱也。由夏秋之间，湿热大行，风凉乘之，入于脾胃，三气俱作，所以④上吐下泻而转筋也。治法以生姜切细，渍以新汲水，调益元散顿服之可愈，或五苓散，或桂苓甘露饮五苓加滑石、甘草、寒水石，白汤调下。切勿与谷食米饮，下咽立死。待泻后一二时饥甚，可与稀粥。

然霍乱病症不同，有心腹卒痛，吐利寒热，头痛眩晕，先心痛则先吐，先腹痛则先利，心腹俱痛，吐利并作，甚则转筋，入腹则毙。盖阴阳反戾，清浊相干，阳气暴升，阴气顿坠，阴阳痞膈，上下奔逆，乃脾胃不和耳。治之惟宜温暖，更详其所

---

① 五：原缺，据底本目录补。

② 发：原作"法"，据《素问·六元正纪大论》改。

③ 邪在上焦……既吐且泻：语本《素问病机气宜保命集·霍乱论》，而非仲景曰。

④ 以：原无，据文义补。

因调之。因风则恶风有汗，因寒则恶寒无汗，湿则重着，暑则热烦，此外因所致。元气不足，郁聚痰饮，痞膈满闷，随其肠腹而作，此内因所致。其或饱食恣饮，膜腹停凝而发，此非内外因也。

小儿夏月多食生冷，因脾虚不能运化，加以外感风寒，则挥霍撩乱，上吐下泻也。人见仓卒，躁扰痛闷，似有鬼神，然实非鬼神，如不知乃饮食痞膈，上下不通，将欲吐泻故也。

经云：湿霍乱死者少，干霍乱死者多①。夫干霍乱者，忽然心腹胀满，胸胁刺痛，欲吐不吐，欲利不利者，俗谓之绞肠痧，最难治，死在须臾，升降不通故也。治法先疏利，或吐提其气，最是良法，更宜刺委中并十指出血，妙。委中，在足膝腕内约纹中动脉是也。

疟疾六②疟母详细当与积聚门参看

总括：面黄发竖疟之因，外感风寒暑湿成。内郁七情饥饱后，故令寒热往来生。

脉法：疟脉自弦，微则为虚，代散则死。

《内经》曰：夏暑汗不出者，秋成风疟③。又曰：夏伤于暑，秋必痎疟④。丹溪曰：痎疟皆生于风⑤。此前人论疟之大概也。殊不知风寒暑湿邪自外来，饮食居处邪由内作，岂特夏伤于暑，秋必发疟哉？盖伤之浅者近而暴，伤之深者远而为痎，

---

① 湿霍乱……死者多：语出《伤寒明理论·霍乱》
② 六：原缺，据底本目录补。
③ 夏暑汗秋成风疟：语出《素问·金匮真言论》。
④ 夏伤于暑秋必痎疟：语出《素问·生气通天论》。
⑤ 痎疟皆生于风：语出《素问·疟论》，并非丹溪曰。

痎者久疟也。要知疟之寒热，乃阴阳二气互相胜负而作也。邪并于巨阴①则阴实阳虚，故寒作，邪并于阳明则阳实阴虚，故热作，此阴阳相移也。病气舍于皮肤，与卫气并居，卫气者，日行阳夜行阴，此气得阳而外出，得阴而内薄，是以日作，此受之浅也；其气之舍深，内薄于五脏，阳气独发，阴气内著，阴与阳争不得出，故间日作，此受之深也；邪气与卫气客于六腑，而有时相失，不能相争，故休数日乃作，此受之最深者也。然疟之名不一。足太阳膀胱经疟，令人腰痛头重，寒从背起，先寒后热，熇熇然②，热止汗出难已；足少阳胆经疟，令人身体解㑊，寒不甚，热不甚，恶见人，见人则惕惕然③，热多汗甚；足阳明胃经疟，令人先洒淅寒，寒甚久乃热，热去汗出，喜见日月光火，气乃快然；足太阴脾经疟，令人不乐，好太息，不嗜食，多寒热，汗出，病至则善呕，呕已乃衰；足少阴肾经疟，令人呕吐甚，热多寒少，欲闭户而处，其病难已；足厥阴肝经疟，令人腰痛，小腹满，小便不利，如癃非癃也，数便意恐惧，气不足，腹中悒悒④。此六经之疟也。肺疟者，令人寒，寒甚热，热间善惊，如有所见；心疟者，令人心烦甚，欲得清水，反寒多，不甚热；肝疟者，令人色苍苍然，太息，其状若死；脾疟者，令人寒，腹中痛，热则肠鸣，鸣已汗出；肾疟者，令人洒洒然，腰脊痛宛转，大便难，目眩眩然。此五脏之疟也。又东垣云：寒疟属太阴，热疟者属阳明，风疟属少阳，温疟属

---

① 阴：原作"阳"，据沪影清抄本改。
② 熇（hè赫）熇然：热盛的样子。
③ 惕（tì替）惕然：形容惊恐不安，心绪不宁的样子。
④ 悒（yì翼）悒：积滞郁结。

厥阴①。又：作于子午卯酉日者属少阴，作于寅申巳亥日者属厥阴，作于辰戌丑未日者属太阴，盖三日一作故耳。而丹溪又有食疟、痰疟、风疟、暑疟、老疟、疟母之名，皆不越乎五脏六经之所主，但所感不同耳，然因其挟而立名也。今并及之，以备参考。若夫小儿抱持解脱，不避风寒，又冒暑湿，致令邪气客于皮肤，痰饮乳食积于脏腑，初起虽先于消导，然扶胃为本，后随其得病所由而调理之。如邪疟及暂发者，可散可截；虚疟及久者，宜补气血。若过服截药，致伤脾胃，则必延绵不休。凡热多寒少，无汗者，桂枝麻黄各半汤桂枝、甘草、麻黄、杏仁、生姜、白芍药、大枣肉。有汗多者，柴胡桂枝汤柴胡、桂枝、黄芩、半夏、人参、甘草。汗多而渴者，白虎加桂汤石膏、知母、甘草、桂枝。小便赤，热多寒少者，小柴胡汤半夏、人参、柴胡、甘草、黄芩。寒多热少者，清脾饮半夏、草果、青皮、黄芩、柴胡、白术、甘草、陈皮、厚朴、茯苓，初起宜服，养胃汤苍术、厚朴、半夏、陈皮、茯苓、甘草、人参、草果、藿香，虚者宜服。久未止者，鬼哭散腹皮、常山、茯苓、鳖甲止之。热多汗出，腹痛而渴者，大柴胡汤柴胡、黄芩、半夏、甘草、白芍药、枳实下之。久疟不愈，腹中结块者，鳖甲饮白术、陈皮、草果、川芎、芍药、槟榔、黄芩、甘草、鳖甲调之。凡脾胃虚而患疟者，不论三阴六经，悉以六君子汤人参、白术、茯苓、甘草、半夏、陈皮为主，热多加柴、芩、山栀，甚者加知母、地骨皮、鳖甲；寒多加干姜、肉桂；有汗加黄芪、浮麦，甚者加芍、连以清心经之火；无汗加苍、葛；元气下陷及肝木乘脾并加升、柴为善。若

① 寒疟属太阴……温疟属厥阴：语本李东垣《活法机要·疟证》，原文中无"温疟属厥阴"一说。

用青、常、草果等药，正气益虚，邪气益深，而变症百端矣。

有小儿疟疾，变作虚浮，外肾①肿大，或食伤脾胃，以致浮肿。夫浮者，脾之外应也，宜大腹皮汤_{枳壳、苍术、槟榔、甘草、三棱、蓬术、腹皮}，草果饮_{厚朴、青皮、甘草、丁香、草果、藿香、半夏、干姜、神曲}治之，然后以实脾补剂可也。若乳母七情六欲，饮食不调，或寒热似疟，肝火炽盛，致儿为患，亦当治其乳母，斯无误矣。有阴虚症，每日午后恶寒发热似乎疟者，至晚亦得汗而解，若作疟治，而用常山、果、柴等药，误矣。且阴虚脉虚濡而数，疟脉弦数为辨耳。有癖痞而为寒热似疟者，亦不可作疟治也。

补 遗

久疟及元气虚损，若误服清脾饮、截疟饮者，多致不起，戒之戒之！疟后食少无力，面黄身弱，以四②君子汤_{人参、白术、甘草、陈皮}加二陈_{半夏、橘红、茯苓、甘草}，姜汁炒黄连、枳实。

常山醒脾善驱逐，病人稍虚者禁用。

痢疾七_{附脱肛③}

总括：痢名滞下古来言，赤白肠中痛可怜。补涩厚肠须缓用，治之当以利为先。

脉法：《内经》曰：肠澼下血，身热则死，寒则生。肠澼下白沫，脉沉则生，浮则死④。

---

① 外肾：即睾丸。
② 四：原作"六"，据沪影清抄本改。
③ 附脱肛：原缺，据底本目录补。
④ 肠澼下血……浮则死：语出《素问·通评虚实论》。

《内经》曰：溲而便脓血，知气行而血止也①。又曰：少阳在泉，火淫所胜，民病注泄赤白②。钱仲阳曰：泻痢黄赤黑，皆热也；泻痢青白，米谷不化，皆冷也。丹溪曰：赤痢属血，自小肠来，白痢属气，自大肠来，皆属湿热之气③。如夏秋之间，溽暑时行，此湿热之气生于外感者也，恣饮酒酪生冷，耽嗜肉食肥甘，此湿热之气生于内伤者也，内外交感，乃成痢疾。若诸书概以赤为热、白为寒，误矣！其有白痢得辛热而愈者，亦因素禀虚弱，肠胃虚寒耳。然有手足指冷，时欲饮热为验也。其有赤白兼下者，气血俱病也。下如豆汁色者，湿胜也。如五色之相染，五脏俱受病也；纯血者，热毒入深也；鱼脑色者，脾虚不运，陈积脱滑下凝也；如鼻涕④冻胶者，脏腑虚脱滑也；如白脓者，虚坐努责而出，气受热邪瘀结也；如屋漏水，尘腐色者，元气惫弱之甚也；后重里急，数至圊而不能便，下迫窘痛，大肠经气滞不通，湿热内甚也。初病元气未虚，里急甚者下之，下后余积未清，不可骤补，宜化滞清热荡涤之，直候积尽，方可调补气血。今人不问久新，便行止涩，为害不浅。善治者，辨其寒热、虚实、气血之症，而行汗下、清温、补涩之法可也。其有初病挟外感者，发热恶寒，身首俱痛，此为表症，宜以微汗而解，则痢自止；不止者以柴苓汤_{柴胡}、茯苓、半夏、人参、猪苓、泽泻、甘草、白术和之，不可遽下遽止也。

初得而竟腹痛窘迫者，此因肺金之气郁在大肠之间，实者必推荡之，此通因通用之法，宜大承气汤_{大黄}、芒硝、枳实、厚

---

① 内经……知气行而血止也：语本《素问病机气宜保命集·泻痢论》。
② 少阳在泉……民病注泄赤白：语本《素问·至真要大论》。
③ 赤痢属血……皆属湿热之气：语出《丹溪心法·卷二》。
④ 涕：原脱，据文义补。

朴或调胃承气汤大黄、芒硝、甘草下之。下后不止者，以河间芍药汤芍药、黄芩、黄连、甘草、槟榔、归尾、肉桂、大黄、木香和之。

下痢赤积，身热腹痛，里急后重者，用芍药汤调天水散滑石、甘草；下痢白积，腹痛，里急后重者，用芍药黄连汤黄连、当归、甘草，加白芍药调天水散；血痢久不止者，宜煎四物汤川芎、当归、芍药、熟地下黄连阿胶丸黄连、阿胶、茯苓；有坠下黑积中常有紫黑色又痛甚者，此属死血症，宜桃仁承气汤下之桃仁、桂枝、芒硝、甘草、大黄；如受病既久，气血俱伤，故缠坠而赤白兼下，脾胃气陷，或经年者，名休息痢，宜乌胶梅连丸阿胶、赤茯、乌梅、芍药、黄连、黄柏、当归、干姜。噤口者，因脾胃湿热之毒熏蒸清道而上，以致胃口闭塞而成不食之症；亦有脾胃虚而不能食者；亦有误服利药，致药毒犯胃而不食者；亦有服涩药太早，邪气闭遏胃口而不食者。或用石莲肉之通心气，败毒散柴胡、甘草、桔梗、玄参、羌活、独活、川芎、茯苓、枳壳、前胡之散毒邪，山药之补脾胃，果能开胃口而进饮食乎？其毒气上冲者，宜丹溪方，以人参、黄连二味呷之，但得一口下咽即开；一方加石莲肉。其脾胃虚者，用仁斋法，以参苓白术散人参、白术、茯苓、桔梗、莲肉、藿香、山药、苡仁、炙甘草、砂仁、白扁豆加石菖蒲末，陈粳米汤调下。此方有莲肉、山药，胸次一开，自然能食。有时疫作痢，传染相似，宜推明运气之胜复以治之。所谓胜复者，不越六气之变也。四时疫痢，宜首用败毒散加陈皮、陈仓米，名仓廪汤，随其所胜之气以加减之。

补　遗

河间曰：行血则便脓自愈，和气则后重自除①。

---

① 行血则便脓……后重自除：语本《素问病机气宜保命集·泻痢论》。

《病机机要》曰：后重则宜下，腹痛则宜和，身重则除湿，脉弦则去风①。丹溪曰：泻属脾而痢属肾。先水泻而后脓血者，此脾传肾，贼邪难愈；先脓血而后水泻者，此肾传脾，微邪易愈②。

凡久痢用涩药止之，然后须以陈皮为佐，恐太涩亦能作痛。夏秋之间，忽有暴寒，折于盛热，无所发散，客搏肌肤之中，发于外则为疟，发于内则为痢，内外俱发则为疟痢。如力倦气少恶食，此为挟虚症，宜用当归身尾、白术，甚者加人参、陈皮补之，虚回而痢自止。

腹痛因肺金之气郁在大肠之间，实则可下，虚则桔梗发之。有积毒之气上冲而呕恶者，清解为主，人参败毒散柴胡、甘草、人参、桔梗、羌活、玄参、独活、川芎、茯苓、枳壳、前胡。有胃气虚寒而呕恶者，温补为主，附子理中汤人参、附子、白术、干姜、甘草。

痢有半死半生者二，身热、脉大者。不治者五：不纯血者，唇如朱砂者，尘腐色者，大孔如竹筒者③。

附　脱肛

总括：肛门出露久难收，再感风寒事可忧。况自先传脾胃弱，更详冷热易为瘳。

夫肺与大肠相为表里。肛者，大肠之魄门也。巢氏曰：实热则大便闭结，虚寒则肛门脱出④。有因痢久，里急后重，努力肛开，为外风所吹，或伏暑作泻，肠滑不禁，或禀赋怯弱，

上卷

二九

---

① 后重……脉弦则去风：语出《素问病机气宜保命集·泻痢论》。
② 先水泻……微邪易愈：语本《丹溪心法·卷二》。
③ 不治者五……大孔如竹筒者：诸本同，此后疑有脱文。
④ 实热……肛门脱出：语本《幼科证治准绳·卷之九》。

易于感冷，亦令大肠虚脱。凡小儿所患泻痢，皆因风暑湿热乘脾胃虚而得。盖风属木，木胜则制土，土主脾胃，虚而受制。又湿喜伤脾，因虚受湿，不能分别清浊，水谷交杂，则为洞泄。洞泄既久，大肠亦虚，大肠乃手阳明燥金，土虚不能生金，金气既虚，则传送之道亦虚。或又为风冷所袭，故肛门脱而不收。法当补脾温胃，宜用补中益气汤陈皮、当归、柴胡、甘草、人参、升麻、白术、黄芪倍加芍药、木香、粟壳、砂仁、地榆之类，外用伏龙肝散伏龙肝一两、鳖头骨、百药各二钱，俱焙干为末，用一钱至三钱，煎紫苏汤，温和清油调涂患处，先用荆芥、生葱、五倍子末煎水，候温，浴洗，轻与拭干，然后敷药。敷之，及蓖麻膏贴囟门，使引气上，令其自收，如收尽，仍以水洗去其膏药。及有湿热积滞于大肠，未经疏荡，亦成此疾，宜芍药汤少加大黄，以泻其积滞之气，痢止而肛不复脱矣，外宜蟠龙散干地蟠龙，如钱样者，略去土，一两，化，朴硝二钱，敷法如前敷之。大凡手足指热者属实，手足指冷者属虚，亦是看法。

补遗

大抵治痢疾一二日，元气未虚，治宜疏通积滞，此通因通用之法。三四日后不可疏通，恐元气虚也，当清热解毒、调养脾胃为主。

粪门如竹筒者，用新瓦烧红，将絮包裹，塞孔中。

咳嗽八[①]附龟背　龟胸

总括：咳嗽虽然分冷热，连声因肺感风寒。眼浮痰盛喉中响，戏水多因汗未干。

---

① 八：原缺，据底本目录补。

脉法：关上脉微为咳，脉浮缓者为伤风，脉紧者肺寒嗽，脉浮直者生，浮软者死。

《内经》曰：五脏六腑皆令人咳，非独肺也。盖皮毛者，肺之合也，皮毛先受邪气，邪气听从其合也。五脏之咳久，乃移于六腑①。又，《病机机要》云：咳谓无痰而有声，肺气伤而不清也；嗽谓无声而有痰，脾湿动而生痰也；咳嗽谓有声有痰，因伤肺气，动于脾湿，故咳而嗽也②。经又云：秋伤于湿，冬必咳嗽③。大抵素秋之气宜清而肃，今反动之，则气上冲而为咳嗽，甚则动于脾湿而为痰也。

夫肺居至高之上，主持诸气，属金而畏火者也，清虚高洁，覆盖五脏，乾金之象，外主毛皮，司腠理开合，卫护一身，如天之覆物，体之至轻清者也。或外因六淫之邪相侵，内因七情之气相忤，则肺金受伤，而清纯之气扰乱妄动，为火为痰，故咳嗽之病从兹作矣。

钱仲阳曰：嗽者肺感微寒，八九月间肺气正旺，若面赤身热，其病为实，当用葶苈丸葶苈子，隔纸略炒，防己，黑豆略炒，杏仁去皮尖，面炒，捣膏一两为末，取蒸枣肉捣和丸，麻子大，每服五六丸，淡姜汤送下下之，久嗽者不宜下。若冬月，乃伤风嗽，当用麻黄汤甘草、麻黄、桂枝、杏仁汗之。面赤饮水，咳嗽吐浓痰，咽喉不利者，以甘桔汤清之。先嗽后喘，面肿身热，肺气盛也，以泻白散地骨皮、甘草、桑白皮平之。嗽而吐痰涎乳者，以白饼子滑石、半夏、胆星、轻粉各一钱，巴豆二十四粒，去皮膜，

---

① 五脏六腑……乃移于六腑：语出《素问·咳论》。
② 病机机要云……故咳而嗽也：语出《素问病机气宜保命集·卷下》。
③ 秋伤于湿冬必咳嗽：语出《素问·阴阳应象大论》。

用水一升煎尽为度，研烂入药末，饭糊为饼下之①。洁古云：嗽而两胁痛者属肝经，用小柴胡汤半夏、人参、柴胡、黄芩、甘草。咳而呕苦水者属胆经，用黄芩半夏生姜汤黄芩、生姜、半夏、甘草、芍药、枣肉。咳而喉中如梗者属心经，用甘梗汤桔梗、甘草。咳而失气者属小肠经，用芍药甘草汤白芍、甘草。咳而右胁痛者属脾经，用升麻汤升麻、葛根、白芍、甘草。咳而呕长虫者属胃经，用乌梅丸人参、附子、细辛、桂枝、黄连、当归、干姜、黄柏。咳而喘息吐血者属肺经，用麻黄汤甘草、麻黄、桂枝、杏仁。咳而遗尿者属膀胱经，用茯苓甘草汤茯苓、甘草、桂枝、生姜。咳而腹满不欲食，面肿气逆者属三焦，用异功散人参、白术、陈皮、白茯苓、炙甘草。若嗽咳流涕，外邪伤肺也，先用参苏饮紫苏、前胡、陈皮、半夏、干葛、茯苓、枳实、桔梗、人参、甘草。喘嗽面赤，心火刑肺也，人参平肺散及六味地黄丸。嗽而吐青绿水，肝木乘脾也，用异功散加柴胡、桔梗。嗽而吐痰乳，脾肺气伤也，用六君子汤人参、白术、茯苓、甘草、半夏、陈皮加桔梗。若嗽吐脓痰者，热蕴于肺而成肺痈也，用桔梗汤。嗽而涕吐带血，甚则血溢，宜清金降火，此火乘肺也。凡风邪外伤，法当先表散而后实腠理。其用下药，非邪传于内及胃有实热者不宜轻用。面色白，脉短涩者，肺之本症也，易治；面色赤，脉洪数者，火刑金也，难治。

龟胸之候，因风痰停饮，积聚心胸，再感风热。肺为诸脏之华盖，居于膈上，水气泛溢则肺为之浮，日久凝而为痰，停滞心胸，兼以风痰内发，其外证唇红面赤，咳嗽喘促，致胸高如覆掌，名曰龟胸。其乳母多食五辛，亦能成此疾。先服宽气

---

① 钱仲阳曰……以白饼子下之：语本《小儿药证直诀·卷上》。

饮枳壳、枳实、人参、甘草，入姜汁葱汤调服；次清肺饮人参、柴胡、杏仁、桔梗、赤芍、荆芥、枳壳、桑皮、五味子、麻黄、旋覆花，如意膏半夏、南星，俱姜制，蜜丸，仍用姜蜜汤送下为治。如服药后目睛直视，痰涎上壅，兼以发搐，则难治矣。

龟背者，盖初生婴孩或未满半周，客风吹脊，传入于髓，故成此疾。钱仲阳虽有龟尿点背①之言，然终成痼疾者多矣。

补　遗

丹溪曰：咳嗽遇冬而发者，寒包热也，解表热自除②。

有咳嗽至极时，顿呕吐乳食与痰，俱出尽方少定，此名风痰壅盛，肝木克脾土，宜以南星、半夏、陈皮、天麻、白附、僵蚕之类。

风寒嗽者，鼻塞声重，畏寒；火嗽者，有声痰少，面赤；劳嗽者，盗汗，兼多作寒热；肺胀嗽者，动则嗽，喘满气促；痰嗽者，嗽动便有痰声，痰出嗽止。

小儿百日内偶咳嗽痰壅，睡卧不安，亦因产后感风而得，但不可过用发散之剂，略先解表，后服惺惺散人参、桔梗、白术、防风、川芎、细辛、南星、甘草、天花粉。

小儿汗出未干，遽而戏水，亦致伤风咳嗽，外症眼胞微浮，额汗痰鸣，亦宜疏风化痰，解利热邪，小柴胡汤亦可半夏、人参、柴胡、黄芩、甘草。

伤积九附伤食③

总括：头痛身热腹膨胀，足冷神昏只爱眠。因食所伤脾气

---

① 龟尿点背：此语非钱仲阳所言。语本明代薛铠《保婴撮要·卷四》。
② 咳嗽……解表热自除：语出《丹溪治法心要·卷一》。
③ 九附伤食：原缺，据底本目录补。

弱，下宜迟缓表为先。

脉法：右手气口脉大于人迎一二倍为伤食，宿食不消，则右关脉沉而滑，虎口脉纹黄色，为脾家有积，小儿脉沉者，为乳不消。

《内经》曰：饮食自倍，脾胃乃伤①。夫小儿所患积症，皆因乳哺不节，过吃生冷坚硬之物，脾胃不能克化，停积中脘，外为风寒所伤；或因夜卧失盖，致头疼面黄身热，眼胞微肿，腹痛膨胀，足冷肚热，喜睡神昏，不思饮食，或吐或泻，口噫酸气，大便酸臭，此为陈积所伤。有食饱伤脾，脾气稍虚，物难消化，留而不去，遂成其积，积败为痢。仁斋曰：小儿有积，面目黄肿，肚热胀痛，覆睡多困，叫啼不食，或大肠闭涩，小便如油，或便痢无禁，粪白而酸臭，此皆积症也②。然有乳积、食积、气积、惊积，要当辨明。吐乳泻乳，其气酸臭，此由叫啼未已，以乳与儿，停滞不化，是为乳积；肚硬带热，渴泻或呕，此由饮食无度，多餐过饱，饱后即睡得之，是为食积；腹痛叫啼，痢如蟹渤③，此因触忤其气，荣卫不和，淹延日久得之，是为气积；有时时泄下清水如生草汁，是受惊而后有积，烦闷啾唧④，常似生嗔，名为惊积，因受病日久而积成之；或额上有汗，喘息烦渴，潮热往来，肚腹有热，睡中觉腹内有物跳动者是也。然积有虚有实，虚则浑身微热，不思饮食，昏昧神缓，抱起如睡，实则壮热粪闭，囟肿喉塞，痰壅涎鸣，热极发呛，推此可见矣。其伤乳伤食而身热者，惟肠肚之热为甚。

---

① 饮食自倍脾胃乃伤：语出《素问·痹论》。
② 小儿有积……此皆积症也：语本宋代杨士瀛《仁斋小儿方论》。
③ 蟹渤：原指蟹口中吐出之泡沫。这里指大便形状。
④ 啾唧：象声词。形容虫、鸟等细碎的叫声。

人知伤积肚热足冷，粪极酸臭，而夜间有热，伤积之明验，人所不知也。其或变蒸，面黑，泻黑，久泻未已，肚腹胀满，气出粗大，手心生疮，瘦弱柔软，皆不可疗。小儿消积多用青皮，然青皮最能发汗，有汗者弗多与之。

小儿诸疾，皆由乳食无度，过于伤饱，以致不能克化，留而成积。初得之时，不问乳积、食积、气积，进以消积丸丁香、茴香、陈皮、青皮、益智仁、三棱、白术、巴霜、神曲，其惊积以辰砂膏硼砂、辰砂、珍珠、全蝎、马牙硝各一钱，麝香一字或青龙丸青黛、茯神、芦荟、南星、麝香、轻粉、全蝎、巴霜，朱砂为衣，薄荷汤下，量轻重而疏导之，仍以调气和胃取愈。盖脾已伤，又以药伤之，使荣卫之气减削，食愈难消。故《五常政大论》曰：大毒治病，十去其六；小毒治病，十去其七；常毒治病，十去其八；无毒治病，十去其九。谷食果菜，食养尽之，无使过之，伤其正也。凡人以胃气为本，惟治病亦然。小儿胃气有虚有实，虚则呕吐不食之症，实则痞满内实之证。虚者益之，实者损之，欲得其平则可矣。胃虚用木香、丁皮、厚朴、豆蔻等剂，胃实用桔梗、枳壳、柴胡、大黄等剂。若夫胃中停寒，则干姜、官桂、丁香又不可缺，贵在酌量，但以大小分剂与之，夫是谓之平胃。心者脾之母，进食不止于和脾，盖火能生土，当以心药入于脾胃药中，庶几两得，古人进食方剂多用益智者此也。

附 伤食

总括：伤食之候面微黄，发热恶心泻臭酸。若然夹热伤寒者，且先发散始安康。

凡小儿饮食停滞中焦不化而发热者，必恶食也。或嗳气作酸，或恶闻食味，或欲吐不吐，或吐之不尽，或气短，或恶心痞闷，或胃口作疼，或心下痞满，按之则痛，此皆停食之候也。

若更感寒邪者，则人迎气口俱大。外症头疼恶寒拘急，中脘痞满，或吐或呕或痛者，以藿香正气饮藿香、厚朴、白芷、半夏、桔梗、紫苏、茯苓、陈皮、白术、大腹皮、甘草、人参养胃汤人参、陈皮、半夏、苍术、厚朴、茯苓、藿香、草果，或木香、砂仁之类。若肉食不化，加棠毬子末。面食不化者，加神曲、麦芽；若生冷肉食不化者，加草果、砂仁、枳实、青皮主之。如食在胃口上，未入于胃，乃可吐之，不吐则消导之，待食变化糟粕，外证已解，乃可下其食也，宜三黄枳实丸枳壳、黄连、大黄、陈皮、白术、黄芩。热多者大柴胡汤柴胡、黄芩、芍药、半夏、枳实、甘草、大黄。如无外感，但只伤食者方可下之。凡治夹食伤寒，不可先攻其食，宜先发散寒邪，次可消导之也。

伤寒十①

总括：伤寒之候有多般，一概推详更觉难。面目俱红时喷涕，气粗身热是伤寒。

脉法：《难经》曰：伤寒之脉，阴阳俱盛而紧涩②，浮涩而紧为伤寒。伤寒伤风何以判，寒脉紧涩风浮缓。伤寒恶寒风恶风，伤风自汗寒无汗。阳属膀胱并胆胃，阴居脾肾更连肝。浮长弦细沉微缓，脉症先将表里看。

《内经》曰：人之伤于寒也，则为病热，热虽甚不死，若日传二经，病名两感，两感于寒，则不免于死矣③。第大人与小儿病原、治法虽相去不远，然用药不可太热，盖小儿系纯阳之

---

① 十：原缺，据底本目录补。

② 伤寒之脉……俱盛而紧涩：语出《难经·五十八难》。

③ 内经曰……则不免于死矣：语出《素问·热论》原文为"人之伤于寒也，则为病热，热虽甚不死。其两感于寒而病者，必不免于死"。

体耳。仲景云：春气温和，夏气炎热，秋气清凉，冬气凛冽，此四时正气之序也。冬时严寒，万类深藏，君子固密，不伤于寒，触冒之者，乃名伤寒。其伤于四时之气，皆能为病。冬受寒毒之气，其即病者，头疼身痛，肌热恶寒，此为正伤寒。其不即病者，寒毒藏于肌肤之间，至春夏阳气发生，则寒毒与阳气相搏于荣卫间，其病与即病无异。但至春而发，名曰温病，至夏而发，名曰热病。阳气未盛，为寒所制，故病为温，阳气已盛，寒不能制，故病为热，此均谓之伤寒也。又春应暖而反寒，夏应热而反冷①，秋应凉而反热，冬应寒而反温，此非其时而有其气。病无长幼，率相似者，俗谓之天行是也。小儿感冒寒邪者，多因乳母解脱衣服，饮食起居不避风寒，或夏秋之间天气盛热，乳母当风取凉，致风寒之气伤之，是以亦病伤寒也。然小儿患此，口不能言其致病之由，脉不能诊其必然之理，但只烦啼发热而已。故初得之时，以虎口指纹之红色验之。长而童稚，则以一指按其三关，据左手人迎之紧盛而断之，斯得之矣。

陶节庵曰：凡症有头疼恶寒，皆是伤寒，无则皆非也，何则？伤寒恶寒，伤食恶食，理固然也。惟在冬时，恶寒殊甚，盖冬时为正伤寒，寒风凛冽，触之者恶寒殊甚。其余时月，虽恶寒亦微也。盖冬时气寒，腠理致密，非辛甘温不可，故以桂枝等药治之。然风寒常相因，寒则伤荣，恶寒头痛，脉浮紧而无汗，则用麻黄汤麻黄、桂枝、杏仁、甘草开发腠理以散邪，得汗即愈；风则伤卫，头痛恶风，脉浮缓而自汗，则用桂枝汤桂枝、芍药、甘草、姜、枣克塞腠理以发邪，汗止即愈。经云：辛

---

① 夏应热而反冷：原无，据沪影清抄本补。

甘发散为阳者是也。若夫荣卫俱伤，又非此二汤能治，须大青龙汤桂枝、麻黄、石膏、杏仁、甘草、姜、枣，然此汤太峻，亦有可代之者①。其非冬时，有恶寒头痛之症，则羌活冲和汤苍术、白芷、生地、细辛、羌活、防风、黄芩、甘草、川芎，辛凉之剂兼表里以和之，兼可代大青龙汤也。过此则少阳、阳明二经，在乎半表半里肌肉之间，脉亦不沉不浮。外症在阳明，则有目疼鼻干不得眠之症，脉似洪而长，以葛根升麻汤升麻、葛根、芍药、甘草治之。在少阳，则胸胁痛而耳聋，脉见弦数，以小柴胡汤人参、半夏、柴胡、黄芩、甘草、大枣加减而和解之。本方有加减法，此二经不从标本，从乎中也。予尝以小柴胡汤加葛根、芍药治少阳、阳明俱病，如拾草芥。过此不已，则传阳明之本，为入里矣，便作实热治之。其外症悉罢，谓无头痛恶寒，脉见沉实不浮，谵妄恶热，六七日不大便，口燥咽干而渴，轻则大柴胡汤枳实、大黄、柴胡、黄芩、芍药、甘草、半夏，重则三承气汤选用大承气汤芒硝、枳实、大黄、厚朴，小承气汤大黄、枳实、厚朴，调胃承气汤芒硝、大黄、甘草。《伤寒蕴要》②曰：凡小儿伤寒则怕寒，拘急发热则合为一，翕翕然在表，昼夜不止，直待汗出方解。其恶寒恶风，必偎人藏身，引衣密隐，鼻塞多涕，是为表证，宜微汗之，解肌汤，萧氏青龙麻黄、赤芍、半夏、干姜、桂枝、五味、细辛，败毒散羌活、独活、前胡、紫苏、川芎、枳壳、茯苓、桔梗、人参、甘草之类。恶热而内实者，必出头露面，扬手掷足掀衣，气粗烦渴，燥粪，是为里症，宜疏利之，小柴胡汤人参、半夏、柴胡、黄芩、甘草、四顺饮当归、大黄、赤芍、

---

① 陶节庵曰……亦有可代之者：语本《伤寒六书·治伤寒用药大略》。
② 伤寒蕴要：即明代吴绶《伤寒蕴要全书》。

甘草之类。若头额手足口气俱冷，面色黯淡，泻痢青白，是为阴证，宜与温之，五积散麻黄、苍术、陈皮、白芷、人参、茯苓、肉桂、桔梗、半夏、白芍、当归、厚朴、枳壳、川芎、甘草、生姜，理中汤人参、白术、干姜、甘草之类，重者四逆汤干姜、附子、甘草主之。夹惊者，因惊之时而又感寒邪，或因伤寒发热，以致热极生风，是热乘于心。心主血脉，心神易动，为热所乘，故发搐也，慎勿与治惊之剂，宜疏解之，王氏薄荷丸金樱、刺根、甘草、骨碎补、薄荷，人参羌活散人参、羌活、赤芍、赤茯、柴胡、前胡、独活、川芎、桔梗、苍术、枳壳、甘草之类，甚者抱龙丸主之。夹食者，或先伤于寒，后伤于食，或先伤于食，后伤于寒，以致发热气粗，口中嗳气，肚热腹胀，上热下冷，或大便酸酸，并宜解散，次与消导，甚则推荡之，先用败毒散，后用藿香正气饮藿香、厚朴、白芷、半夏、桔梗、甘草、茯苓、紫苏、陈皮、白术、大腹皮加曲、麦、棠毯、砂仁、香附之类。如不愈，以大柴胡汤下之。汤氏曰：大凡小儿伤寒治法，周岁以前热轻者，服惺惺饮人参、桔梗、白术、茯苓、细辛、防风、川芎、南星、甘草、花粉。周岁以后，急须解表，微汗为妙，须在一昼夜得热退方保无虞。今之医士多不表汗，致令五六日不除，入于经络，搏于血气，传变多症，或生惊风，渐至危笃，伤生害命，可不慎乎[①]？然表里不可不知，盖表里不分，汗下差误。古人云：桂枝下咽，阳盛即毙；承气入胃，阴盛乃亡。伤寒有表症、有里症、有半在表半在里、有表里两症俱见、有无表里症。然在表者宜汗，在里者宜下，半表半里者宜和解，表里俱见者，随症渗泄，无表里症，大柴胡汤下之。

---

① 汤氏曰……可不慎乎：语出明代王銮《幼科类萃·卷之十五》。

其表症者，发热恶寒，身首俱痛，无汗脉浮，项强腰脊痛，此足太阳膀胱经受病也，宜汗之。然伤寒发表，当随病轻重而汗之。头疼发热兼惊，亦只用葱白汤葛根、芍药、知母、川芎主之，甚则麻黄各半汤麻黄、桂枝、杏仁、白芍、甘草、姜、枣，解肌汤葛根、桂枝、白芍、甘草、麻黄、黄芩，柴胡汤之类。

其里症者，恶热不恶寒，手掌心并腋下漐漐然①汗出，胃中干涸，燥粪结聚，潮热大便结，小便如油，腹满而喘，烦躁而渴，脉实而滑，内热而谵语，此属足阳明胃经也，宜下之，可用大小承气汤并四顺饮、洗心散麻黄、大黄、白芍、荆芥、当归、白术、炙甘草斟酌而用之。

其在半表半里者，心下满，口不欲食，大便坚，脉沉细，是里症，当下。其人头汗出，微恶寒，手足冷，即当汗。此两症俱见者，仲景所谓半在表半在里也，小柴胡汤主之。太阳病不解，转入少阳，胁下硬满，干呕不欲食，往来寒热，尚未吐下，诊其脉弦紧者，小柴胡汤主之，此属足少阳胆经也，宜和解之。

其表里两症俱见者，病人脉浮而大，是表症，当汗；其人发热，烦渴，小便赤，是里症，当下。此是表里症俱见，五苓散猪苓、泽泻、白术、茯苓、桂枝主之。又伤寒不大便六七日，头痛有热者，是里症，当下；其人小便清者，知不在里，仍在表，须当发汗。此是两症俱见，即未可下，宜与桂枝汤桂枝、芍药、甘草、生姜、大枣。又太阳病，医反下之，因而腹痛，是有表复有里，仲景用桂枝加芍药汤桂枝、芍药、干姜、甘草、大枣，痛甚者，桂枝加大黄汤桂枝、芍药、大黄、甘草。或腹满时痛，

---

① 漐（jí 积）漐然：汗出的样子。

尺寸脉俱沉者，此足太阴脾经也，自利不渴，当温之，四逆汤_{附子、干姜、炙甘草}，理中汤_{人参、白术、干姜、甘草}。

其无表里症者，伤寒四五日后，以至过经，无表里症，又于里症未可下，但非汗症，亦非下症者，皆用小柴胡随症加减。至十余日外，用小柴胡不愈者，若大便坚，看可下，则用大柴胡下之。仲景云：六七日，目中不了了，睛不和，无表里症，大便难，身微热，此为实也，当下，宜大承气汤①；若不渴，不口燥舌干而脉沉者，急温之，宜四逆汤。此足少阴肾经也。

其表里寒热者，身大热而反欲②得衣，热在皮肤，寒在骨髓也，宜先与温胆汤；寒已，次以小柴胡加桂以治其表。又身大寒而反不欲近衣，寒在皮肤，热在骨髓也，宜先与白虎汤_{人参、石膏、知母、甘草、粳米加人参}；热除，次以桂枝麻黄各半汤，以表其外。又厥阴脉浮缓者，必囊不缩，外症必发热恶寒似疟，为欲愈，宜桂枝麻黄各半汤；若脉尺寸俱沉短者，必囊缩，毒气入脏，宜承气汤下之。厥阴病，其脉微浮为欲愈，不浮为未愈，宜小建中汤_{胶饴、芍药、桂枝、甘草}，此足厥阴肝经也。然以表里症内，似三阴三阳之症，而疏于各症之下，非所以尽备六经之大法也，当以活人书《伤寒论》为主，其疟症亦与大方同，其暑症玉露散_{寒水石、甘草、石膏}。治口渴，身热频渴，小便不利主之，亦与大方同，第剂分大小耳。《口议》有脱甲散③_{柴胡、当归、胆草、茯苓、人参、知母、川芎、甘草}，大能散热扶表，真良方也。

---

① 仲景云……宜大承气汤：语出《伤寒论·辨阳明病脉证并治》。
② 欲：原作"得"，据文义改。
③ 脱甲散：出自元代曾世荣《活幼口议》卷十六。

诸热十一①

总括：发热无过先有余，次传不足始成虚。身中有热先除热，热里逢虚先补虚。

脉法：脉沉而数者，骨间有热，欲以腹按清冷也。小儿脉八九至为发热，浮大发风热，脉有力为实，无力为虚。

《内经》曰：阳胜则外热，阳虚则外寒，阴胜则内寒，阴虚则内热②，阴阳相胜则寒热往来。又曰：阳不足则先寒后热，阴不足则先热后寒，阴阳不归其分，则寒热交争也③。

《内经》曰：肝热病者，左颊先赤；心热病者，额先赤；脾热病者，鼻先赤；肺热病者，右颊先赤；肾热病者，颐先赤④。乃病虽未发，其症已先见于面矣。夫热有轻重不同，有所谓翕翕然发热者，若合羽所覆，明其热在外，属表，乃风寒客于皮肤，阳气拂郁所致，宜发汗而散之。所谓蒸蒸发热，谓若熏蒸之蒸，明其热在内，属里，乃阳气下陷而入阴中也，法当攻下以涤之。表症未罢，邪气传里，里未作实，是为半表半里之间，则表里俱发热，而热又轻于里，纯在表也。发热恶寒发于阳也，无热恶寒发于阴也。夫小儿生禀纯阳，血气壅实，五脏易生热也，热各不同，故治亦不同也。

其潮热者，或午后发热，或日晡发热，发⑤时如潮水之应

---

① 十一：原缺，据底本目录补。
② 内经曰……阴虚则内热：语出《素问·调经论》。
③ 阴阳相胜……阴不足则先热后寒：语本东汉华佗《中藏经·寒热论第七》。
④ 内经曰……颐先赤：语出《素问·刺热论》。
⑤ 发：原作"对"，据文义改。

不差也。《伤寒论》云：潮热者，实热也①。当利大便。若虚症亦能潮热，必须进以温补之剂。脉实者，大柴胡汤柴胡、黄芩、白芍、半夏、甘草、大黄、枳实下之，脉虚浮数者，百解汤干葛、麻黄、黄芩、桂枝、甘草、赤芍汗之，若发热而呕者，小柴胡汤人参、半夏、柴胡、黄芩、甘草主之。其惊热者，遍身发热，面青自汗，心悸不宁，脉数烦躁，颠叫恍惚，以钱氏凉惊丸黄连、防风、川芎、薄荷、大黄、胆草、蜜丸，青黛为衣，安神丸茯苓、山药、朱砂、冰片、甘草、天门冬、马牙硝、寒水石主之。夜热者，夜间发热，是阴中有阳邪也，进元戎四物二连汤当归、川芎、白芍、川连、生地、胡连。但夜间发热，症候多端，先要辨其虚实，明其表里，方可投药，不可概用元戎耳。

余热者，谓寒邪未尽之遗热也。仁斋曰：伤寒汗下后，而热又来，乃表里俱虚，气不归元，阳浮于外，不可再用凉药。盖热去则寒起，叔和戒之详矣。宜和胃气，使阳气收敛归内，其热自止，宜以参苓白术散人参、白术、茯苓、甘草、桔梗、砂仁、扁豆、莲肉、薏苡仁主之。

虚热者，因病后发热无时，面色青白，困倦力少，泄泻多尿，虚汗自出，恍恍神慢是也。凡病久则血气俱虚，气虚则发厥，血虚则发热，气血皆虚则手足厥而身热也，治当钱氏白术散人参、白术、茯苓、藿香、木香、干葛、炙甘草或四君子汤人参、白术、茯苓、甘草。甚者宜行从治之法，以姜、附之类佐之，经所谓甘温除大热是也。

变蒸热者，温温微热，气粗，惊，少呗乳，泻黄，上唇尖有水珠状是也，不必服药。如兼他症，当依所感之候略施和解。

---

① 伤寒论云……实热也：语出《伤寒论·辨少阳病脉证并治》。

癖热者，涎嗽饮水，由乳食不消，伏结于中，致成癖块也。详积聚门。

寒热者，症如疟状，阴阳相胜也。详疟症篇。

血热者，《全婴方》①谓：已午间发热，遇夜则凉是也，服六合汤当归、川芎、大黄、熟地。

麻痘热者，面赤足冷，身发壮热，呵欠烦闷，咳嗽腰疼，呕吐作惊，腹痛自利，中指鼻尖耳冷是也。

食热者，手心热，肚腹先热，嗳气吐乳，大便酸臭，宜下积丸使君肉、川巴豆、丁香、砂仁。脾虚者亦有前症，当以白术散补之，竟用下积丸，非也。

疳热者，形瘦多渴，骨蒸盗汗，泄泻无常，肚大脚弱是也，宜用胡黄连之类。当参看疳积门调治。

壮热者，一向不止，表里俱热，烦躁喘粗，甚则发惊痫也，宜火府丹生地、木通、甘草、黄芩，通圣散防风、荆芥、当归、芍药、薄荷、黄芩、连翘、石膏、滑石、川芎、麻黄、桔梗、甘草、朴硝、山栀、大黄、白术。

烦热者，心躁不安，五心烦热，小便赤涩，宜一粒金丹主之人参、犀角、琥珀、玳瑁、防风、甘草、茯苓、冰片、朱砂、寒水石，为末糊丸，金箔为衣，麦门冬汤送下。

积热者，眼胞浮肿，面黄足冷，发热从头至肚愈甚治法详伤积论中。

风热者，呵欠面赤，风邪客于皮毛，入于脏腑，则恶风发热，目涩②多睡。阳气有余，身热无汗；阴气有余，身寒有汗；

---

① 全婴方：即《全婴方论》，宋代医学家郑端友著。
② 涩：原作"湿"，据文义改。

阴阳有余，无汗而寒。《素问》曰：汗出而身热者，风热也①。宜清解散北参、防风、天麻、前胡、桔梗、枳壳、甘草、细辛、柴胡、川芎，生犀散犀角、珍珠、防风、羌活、茯神、大黄、甘草、朱砂、天竺黄，立夏前宜服，二药初起宜用。

痧②症十二③

总括：斑疹总言因胃热，赤生黑死分明别。忽如锦片出肌肤，湿毒发时别两胁。

脉法：阳浮而数，阴实而大。

《内经》曰：少阴所致为疡疹④。夫少阴所致者，言君火有余，热令大行，戊子、戊午之岁是也，在人则心主之。心火太过，则制己所胜，而烁烧肺金。又肺主皮毛，故红色如锦，见于皮肤之间，心火侮而乘之之色也。经又曰：疹属于脾。故《金镜录》谓"毒盛于脾，热流于心"⑤，乃知心与脾肺俱受病而发者，其欲出之时，腮红眼赤，壮热增寒，身体疼痛，呕吐泄泻，咳嗽烦渴，是其候也，便当服开豁腠理汤陈皮、花粉、防风、荆芥、桔梗、甘草、枳壳、前胡、干葛、柴胡、羌活、升麻，看时气用之，使之易出。如头面愈多，且鲜明匀净，精神爽朗，吉之兆也，服前药即愈矣。若痧色紫红，干燥暗晦，或未出透，身热烦闷，声哑喘急，隐隐不出，出而复隐，此危急之兆也，急将前方加炒黑麻黄、羌活之类发之。如不复出，或喘更甚，

① 汗出而身热者风热也：语出《素问·评热病论》。
② 痧：原作"麻"，据沪影清抄本改。
③ 十二：原缺，据底本目录补。
④ 少阴所致为疡疹：语本《素问·六元正纪大论》。
⑤ 毒盛于脾热流于心：语出明代翁仲仁《痘疹金镜录》。

此不治之候也。

《活幼心书》曰：班症有二，有温毒发班，有胃烂发班。温毒发班者，其瘾疹如锦纹片，出于两腋之下。盖两腋者，气之道路，故蕴毒随气之道路而先出，其疾咳嗽烦闷，或呕清水，此是冬时感冒寒毒，停于肌肉之间，至春，阳气发动而形于外①，以百解汤干葛、升麻、赤芍、黄芩、麻黄、肉桂、甘草及牛蒡汤牛蒡子、防风、荆芥、大黄、薄荷、甘草加陈皮、黄连为治。胃烂发班，初因伤寒下早，热毒乘虚入里，及当下不下，以致热毒内蒸于胃，胃受热毒则发于皮肤。班之赤者可疗，黑者十无一生，治法当如前详。

其大便坚燥，不可轻下，或用蜜煎②、猪胆之类导之，则自来矣。其或微泻者不必治之，正假此发泄热毒也。若痧后泻痢不止者，此又热毒下陷之故，当以五苓散猪苓、泽泻、白术、茯苓、肉桂去桂加芩、连、芍药、木通之类，毒解热退，则泻痢自止，不可用燥湿温补之剂。古人云"可汗不可下，可表不可补"是矣。痧后壮热，气促不止者，此余毒留连未尽也，须用解火清金之剂，以竹叶、石膏、门冬、知母、芩、连、玄参、桔梗、陈皮、枳壳、天花粉、牛蒡之类。

痧后咳嗽不止，四物川芎、当归、芍药、熟地合二陈茯苓、半夏、甘草、陈皮加瓜蒌、桔梗、玄参、黄芩治之。渴则门冬、花粉，喘则苏子、桑皮、枳壳而已。

如痧出过三日后不没者，此内有实热也，加清利之药则自解消矣，四物加芩、连、牛蒡之类。

---

① 活幼心书曰……阳气发动而形于外：语本元代曾世荣《活幼心书·卷中·明本论》。

② 煎：原作"箭"，据文义改。

凡出痧之时，最忌米谷腥荤①之食、风寒暑湿之气，苟有不谨，最为深患。间有犯之而获愈者，此内禀之气实，外感之邪轻耳。余虽不敏，验之屡矣，当谨守此戒可也。

有一种初出淡红润色，酷似痘疹，但粒头尖小为异，此为赤痘。有初出尖小而头白光亮，有清水，此为水痘。二症皆属心火流于脾肺，最易出易靥，极称轻症。但恐变成疮痍，脓②水溃坏，此皆不避风不绝荤耳，以四物加荆芥、芩、连、防风之类。

喘症十三③附 齁鼾

总括：喘为恶候古今传，气色形症看须详。白虎梅花自解急，一服可教病必痊。

脉法：脉浮迟滑人生也，涩数微虚命必倾，脉宜浮迟不宜急，脉数有热喘咳吐血，上气不得卧者死，上气面浮眉肿，息脉浮大不治，又加刺尤甚。

《内经》曰：诸逆冲上，皆属于火④。又曰：夫起居如故而息有音者，此肺之脉络逆也⑤。河间曰：火气甚为夏热，衰为冬寒，故病寒则息衰而气微，病热则气盛而息粗。又寒水为阴，主乎迟缓；热火为阳，主乎急数。是以寒则息迟气微，热则息数气粗而为喘也⑥。大抵哮以声响名，喘以气息言，促以气短论也。夫喘促喉中如水鸡声者谓之哮，气促而连续不能以息者

---

① 荤：原作"晕"，据文义改。
② 脓：原作"浓"，据文义改。
③ 十三：原缺，据底本目录补。
④ 诸逆冲上皆属于火：语出《素问·至真要大论》。
⑤ 夫起居如故……脉络逆也：语出《素问·逆调论》。
⑥ 火气甚……而为喘也：语出《素问玄机原病式·六气为病》。

谓之喘。虽然，未有不由痰火内郁、风寒外束而致之者也。

有伤风肺气壅盛而发喘者，是表不解也，以麻黄、杏仁、甘草、石膏之类，辨其寒热而施治之。

有伤风咳嗽肺虚而发喘者，以三拗汤加减而治之。

其因惊而发喘，逆触心肺，暴急张口，虚烦神困者，以化痰定喘汤主之雄黄、朱砂、蝉蜕、全蝎、僵蚕、南星、白附、轻粉。

又有哮吼喘者，喉间如拽踞之声，可服梅花饮子硼砂、芒硝、人参、甘草、辰砂、麝香、冰片、马牙硝，为细末，磁石盛之，用麦门冬汤下，气喘咳嗽桑白皮汤下，当服薄荷汤下。

其食酸盐而喘者，唉之以生豆腐。有热者，治以清凉定喘之剂。

夫喘与胀二症相因，必皆小便不利，喘则必生胀，胀则必生喘。要分标本先后，如先喘而后胀者主乎肺，先胀而后喘者主乎脾。盖肺金司降，外主皮毛，肺朝百脉，通调水道，下输膀胱。肺既受邪则失降下之令，故小便渐短，致水溢皮肤而生胀满，此则喘为本而胀为标也，治当清金降火为主，而行水次之。脾土恶湿，外司肌肉，土能克水。若脾土受伤，不能制水，则水湿妄行，浸渍肌肉，水既上溢，则邪反侵肺，气不能降而生喘矣，此则胀为本而喘为标也，治当实脾行水为主，而清金次之。若肺症而用燥脾之药，则金得燥而喘愈甚；脾病而用清金之药，则土得寒而胀益增矣，不可不辨。

丹溪曰：久病发喘，故用人参、阿胶、五味；新病气实，故用桑皮、葶苈、麻黄、杏仁①。

有痰者，凡喘便有痰声，降痰为先。有气喘者，呼吸急促

---

① 久病发喘……麻黄杏仁：语本《丹溪心法·卷二》。

而无痰声，降气为主。有胃虚者，抬肩撷肚，喘而不休，消胃消痰为主。有火炎上者，喘乍进乍退，得食则减，食已则喘，降火清金为主。

上气躁而喘者，为肺胀，欲作风水，发汗则愈。一云：咳而上气，肺胀，其脉沉，心下有水气也。

附　齁鸲①

总括：小儿齁鸲为啼时，食以酸咸又乳之。因是肺经伤水湿，风痰结聚早为医。

齁鸲一症，本为暑湿所侵，未经发散，邪传心肺，变而为热。有热生风，有风生痰，痰实不化，因循日久，结为软块，圆如豆粒，遂成痰母。推本其原，或啼哭未休，遽与乳食；或食以酸咸，气郁不利，致令生痰；或节令变迁，风寒暑湿侵袭；或堕水中，水入口鼻，传之于肺。故痰母发动而风随之，风痰潮紧，气促而喘，乃成痼疾。急宜去风化痰，以知母汤_{知母、甘草、羌活、滑石、大黄、贝母、葶苈、诃子、薄荷、麻黄}，如意膏治之_{半夏、朴硝（风化）、赤苓、枳壳}，生姜汁打糊为丸，如绿豆大，淡姜汤下。

补　遗

诸病原来有药方，惟愁齁鸲最难当。麻黄桑杏寻苏子，白果冬花更又凉。甘草黄芩同半夏，水煎百沸必须姜。病人遇此仙方药，服后方知定喘汤。

---

① 齁鸲（hōuxiā）：哮喘病。指小儿因有痰母而引起的气促喘息，喉间若拽锯声者。

痉症十四①

总括：元来痉病属膀胱，口噤如痫身反张。此是伤风感寒湿，故分两症有柔刚。

脉法：太阳病发，其脉沉而细者，为痉。

《内经》曰：诸痉项强，皆属于湿。又曰：诸暴强直，皆属于风②。《原病式》曰：筋劲强直而不柔和也③。夫肝木属风而主筋，经曰：诸暴强直，皆属于风，理宜然也。其所谓诸痉项强而属于湿者何与？盖太阳阴湿甚则兼风化，亢则害，承乃制也，故知痉之为病，湿为本，风为标耳。其症项背强直，腰身反张，摇头瘈疭，噤口不语，发热腹痛，镇日不醒，其状可畏，病在足太阳经。刚痉无汗，柔痉有汗。其症面红眼赤，牙紧口张，痰涎壅盛，昏瞆烦渴，小便赤涩④，先谵语而发者，此刚痉也；其大便滑泄，不渴不语，先手足冷而发者，此柔痉也。柔痉为之解肌，刚痉为之发汗，并以小续命汤<small>人参、麻黄、黄芩、川芎、芍药、杏仁、防己、肉桂、附子、防风、甘草</small>加减疗之。其间一症，身体壮热，谵语口干，手足反微寒，大便反滑泄，此为刚柔不分之症。无汗葛根汤<small>升麻、葛根、芍药、甘草</small>主之，有汗桂枝加葛根汤<small>桂枝、芍药、甘草、葛根、生姜、大枣</small>主之，无汗则用麻黄，有汗则谨勿用也。其若痰塞气盛，则南星、半夏、茯苓以消其痰，枳实、陈皮、紫苏以顺其气。痰消则风止，气顺则神清。然后审其热之轻重而解利之，热轻者败毒散<small>羌活、前</small>

---

① 十四：原缺，据底本目录补。
② 诸痉项强……皆属于风：语出《素问·至真要大论》。
③ 筋劲强直而不柔和也：语出《素问玄机原病式·六气为病》。
④ 涩：原作"湿"，据文义改。

胡、紫苏、川芎、独活、枳壳、人参、甘草、桔梗，**热盛者小柴胡汤**人参、半夏、黄芩、甘草、柴胡解之。壮热有汗，胸满口噤，咬牙而大便闭者是为内实，**大承气汤**芒硝、枳实、厚朴、大黄下之，后用**大柴胡汤**柴胡、黄芩、芍药、大黄、半夏、枳壳、甘草解之。痉最难痊，十救其一，过三日则难治矣。

补　遗

此症多由亡血，筋无所荣，故邪得以袭之，所以伤寒汗下过多与夫病疮人及产后致斯病者，概可见矣。

《内经》云：太阳所谓强直引背者，阳气太上而争，故强上也①。出脉解篇。

足少阴之筋，循脊内挟膂，上至项，其病主痫瘛及痉，在外者不能俯，在内者不能仰。故阳病者，腰反折而不能俯；阴病者，不能仰。治在燔针。

痉则举身强直，痓则手足冰冷。

强直反如弓，神昏似中风。涎流唇口动，瘛疭与痫同。

刚柔二痉，亦如阴隔阳、阳隔阴之类。

痫症十五附颠狂②

总括：惊传三搐后成痫，嚼沫牙关目上翻。明辨阴阳参色脉，不拘轻重总风痰。

脉法：脉弦为风痫，脉浮为阳痫，脉沉为阴痫。凡颠狂脉虚者可治，脉实者死。

《内经》曰：巨阳之厥，则肿首头重，足不能行，发为眴

---

① 所谓强直……故强上也：语出《素问·脉解》。
② 十五附颠狂：原缺，据底本目录补。

仆①。是盖阳气逆乱，故令人卒然暴仆而不知人，气复则醒，此则痫之类也。小儿为风邪所伤，惊怪所触，乳哺失节，停滞经络，故成痫也。其候神气拂郁，瞪眼直视，面目牵引，口噤流涎，肚腹膨胀，手足搐掣，似生似死，或声②或默，或项背反张，或腰脊强直，但四肢柔软，发而时醒者为痫。若一身强硬，终日不醒，则为痉症矣。所谓六畜痫者，咽喉为风痰所哽，声自如此，其理甚明，所谓六畜者，特强名耳。又称五痫，病关五脏，当察五脏之色，观五脏之症，合之心中，便了了矣。总之惟惊、风、食三种治之。

惊痫者，震骇恐怖，打坠积惊，其初惊叫大啼，恍惚失魂是也。

风痫者，汗出解脱，风邪乘虚，其初屈指如计数，有热生风是也。

食痫者，食时得惊，停宿结滞，其初吐乳不哺，大便酸臭，或结成乳癖，先后寒热是也。

又有阴阳之别。阳病脉浮，面色光泽，病在六腑，身体有热，抽掣啼叫是也，易治；阴病脉沉，面色黯晦，病在五脏，身体无热，手足清冷，不抽掣啼叫是也，难痊。或以仰卧属阳，覆卧属阴，亦可参验。盖阳症不可用温，阴症不可用寒。

有颠狂者，亦属阳症。《难经》曰：重阳则狂③。如长成小儿方发时，妄言不食而歌，甚则逾墙上屋，弃衣而走，或一日二日方醒。始因冒热感风，风热内蓄，久则风痰壅结，上迷心包。盖心乃神之舍，偶为邪热攻逼，则神失守而昏乱，名曰狂

---

① 巨阳之厥……发为眴仆：语出《素问·厥论》。
② 声：原作"生"，据义改。
③ 重阳则狂：语本《难经·二十难》。

痫。当清心平肝，疏风化热，镇心下痰可也。

补　遗

《内经》曰：人生而有颠疾者，名为胎病，此得之在母腹中时，其母有所大惊，气上而不下，积气并居，故令子发为颠疾①。

颠痫即头眩也，痰在膈间则眩微不仆，痰溢膈上则眩甚，仆倒于地而不知人，名曰颠痫。徐嗣伯曰：大人曰颠，小人曰痫，其实一疾也。若痫症中作声，及醒时吐涎沫，醒后又再发，时作时止而不休为异耳。

此症盖以小儿神气未固，惊则神不守舍，舍空则痰涎归之。或饮食失节，脾胃受伤，积为痰饮，以致痰迷心窍而作。治法当寻火寻痰，宜服镇惊清心之药。如痰涎胶固者，此药未能驱逐。在上者先用吐法，吐后方服前药，痰实在里者下之。

《内经》曰：春脉者，肝也，春脉太过，为病在外，善怒，忽眩冒而颠疾，脉来弦实而强为太过②，岁未③太过，甚则忽忽善怒，而冒而颠疾。

天吊　客忤

天吊者，壮热惊悸，眼目翻腾，手足搐掣，或哭或笑，喜怒不常，或头目仰视，如鱼上钩，甚者爪甲皆青，如祟之状。盖由乳母酒食过度，烦毒之气入乳，乳儿遂使心肺生热，痰郁气滞，加之外夹风邪，致有此耳，治宜解利风热。

《幼方》曰：小儿神志未定，精气怯弱，见非常之物触冒之，则成物忤；见生面之人惊触之，则成客忤；或入庙登塚，为鬼邪恶祟触

---

① 人生而有颠疾者……为颠疾：语本《素问·奇病论》。
② 春脉者肝也……强为太过：语本《素问·玉机真脏论》。
③ 木：原作"未"，据《素问·气交变大论》改。

犯之，则成中恶。其症心腹刺痛，厥逆闷绝，口吐青白沫，水谷交杂，面色变易，五色不常，喘急腹痛，反侧瘈疭，状若惊痫，但眼不上窜耳，治宜辟邪定气，散惊定志。

积聚十六①

总括：积常有处聚常无，癥有明征瘕假形。四病所生俱是积，身中气血各遭伤。

脉法：小儿脉伏结为物聚。钱氏曰：脉沉细为癥积。《脉经》曰：脉来细而附骨来者，积也②。

《内经》曰：积聚、留饮、痞隔，中满、湿积、霍乱吐下，癥瘕坚硬腹满，皆足太阴湿土，乃脾胃之气积聚之根也③。丹溪曰：块乃有形之物，气不能成形。痰与食积、死血也，在中为痰饮，在右为食积，在左为死血，治法行气开痰为主。按，此大略之言，不可太拘也。夫小儿热气郁于胸膈之间，留饮聚于腰胁之内，于是荣卫不得流行，脏腑不得宣通，胀满而致癖结，势使然耳，或时发为壮热是也。故疟家中脘多蓄黄水，日久结癖，寒热之不已者以此。大抵脏腑平和，荣卫调畅，则津液自然流通，纵使多饮水浆，不能为病。惟乳哺失节，三焦关膈，以致水浆停滞，肠胃不得宣行，冷气搏之，于是结聚而成癖也。疗治之法，实者水晶丸南星、半夏、滑石、芫荑、巴霜下之，候所作形症消尽，便可攻补兼施。经云：大积大聚乃可攻也，衰其半而止④是也。气弱者先调脾胃，如前下之。若大虚

①　十六：原缺，据底本目录补。
②　脉来细而附骨来者积也：语出《脉经·卷八》。
③　内经曰……积聚之根也：语出《黄帝素问宣明论方·积聚门》。
④　大积大聚……衰其半而止：语本《素问·六正纪元大论》。

甚，用三棱散人参、三棱、香附、青皮、益智、陈皮、枳壳、神曲、谷芽、半夏、莪术、大黄、紫苏、甘草，化癖丸陈皮、莪术、三棱、青皮、枳壳、槟榔、白术、丁香、细辛、木香渐消磨之，顺适阴阳，以平为期，然先补后泻，行迎夺之法，取其陈寒冷积。若面黄唇白，发竖肌瘦，乃为虚极，不可轻下，徐徐用药消化，调理为上，古人所谓养正则积自除也。

寒热似疟，肚腹时痛，面黄肌瘦，其候不可作疟治，又不可峻取，亦不可太补。峻取则耗散元气，津液虚损；太补则积温成热，转生他症。治法先发散，调和中气，缓急次序攻之，勿伤其胃。

补　遗

疟疾有痞块者，生地黄一钱，白芍药一钱，陈皮、川芎、炒黄芩、半夏、甘草各一分，醋炙鳖甲二钱，水姜煎服。

久疟后腹中有块者，宜服正气饮，用二陈汤茯苓、半夏、橘红、炙甘草加柴胡、葛、苏、朴、青、槟、果、楂，先发散之，然后服鳖甲饮白术、陈皮、草果、川芎、芍药、槟榔、黄芩、甘草、鳖甲消之，稍加人参以保其元气。

黄疸十七①

总括：发黄暑湿蒸皮得，内外因分治最良。更可胎黄生便见，切宜多服地黄丸。

脉法：脉沉，渴欲饮水，小便不利，皆发黄。凡发黄，寸口无脉，鼻气冷，俱不可治。

---

① 十七：原缺，据底本目录补。

《内经》曰：中央黄色，入通于脾①。又曰：诸湿肿满，皆属于脾②。夫黄疸为病，肌肉必虚肿而色黄，盖湿热郁积脾胃，久而不散，故土色形在面与肌肤也。盖脾主肌肉，肺主皮毛，母能令子虚，母病子亦病矣。是故有诸中者必形诸外耳。其症虽分有五，终无寒热之异。丹溪曰：同是湿热如禽面相似③，正经所谓"知其要者一言而终"是也。外有伤寒热病，阳明内实，失于汗下，故使湿热拂郁内甚，令人发黄病也。或有疳泻，亦主皮黄发竖，肚大青筋，肌肉消瘦，身必发黄，此本疳病，故有是证，仍作疳症治之愈矣。治疸之法，用五苓散猪苓、泽泻、白术、茯苓、肉桂倍加茵陈服之，或茵陈汤茵陈蒿一两，栀子大者三枝，大黄三钱，茯苓渗湿汤黄连、黄芩、山栀、防己、白术、苍术、猪苓、陈皮、青皮、枳实、赤苓、泽泻、茵陈之类，无不捷效。又曰：湿在上宜汗，湿在下宜利小便，或二法并用，使上下分消，其症自愈。

有小儿生下，便见遍体俱黄，惟面目垴厚如金色，身发壮热，名为胎黄，因未产之前母受热极耳，母子俱宜服生地黄汤生地、芍药、川芎、当归、花粉。

补　遗

疸有五④：有黄疸、黄汗、酒疸、谷疸、女劳疸。

诸血十八⑤

总括：九道可为血妄行，盖因抑郁热邪生。随经施治明虚

---

① 中央黄色入通于脾：语出《素问·金匮真言论》。
② 诸湿肿满皆属于脾：语出《素问·至真要大论》。
③ 同是湿热如禽面相似：语出《金匮钩玄·五疸》。
④ 疸有五：原无，据沪影清抄本改。
⑤ 十八：原缺，据底本目录补。

实，气顺如常血自匀。

脉法：吐血脉滑小弱者生，实大者不治。

《内经》曰：清者为荣，浊者为卫。荣行脉中，卫行脉外①。盖荣者，水谷之精气也，和调于五脏，洒陈于六腑，故能入于脉②。夫荣者，阴血也，所主在心，统化在脾，藏纳在肝，宣布在肺，输泄在肾，灌溉一身，滋养百脉，诸经由此而生毓焉。然血之所统者气也，故曰气主煦之，血主濡之，是以气行则血行，气止则血止，阳生阴长，夫唱妇随之道也。若气一伤，则变症百出，故妄行则吐衄，衰涸则虚劳，降下则便红，热陷则溺赤，渗于肠胃则为肠风，阴虚阳搏则为崩漏，此皆气有沴戾之乖，而血有渗溢之患也。养阴者可不先知养阳之道乎？巢氏曰：吐血者是有热，气盛而血虚，热乘于血，血性得热则流散妄行，气逆则血随气上，故令吐血也。故饮食太饱之后，脾胃内冷，不能消化，忽吐所食之物，气血相冲，因伤脾胃，亦令吐血。若久嗽气逆，面目浮肿而吐血者，是肺虚损也，服柏枝饮干柏枝、干藕节、为末，入沸汤调下，专治吐血衄血、犀角地黄汤犀角、赤芍、丹皮、生地，治同前。

衄血者，是五脏热结所为也，血气随行，通流脏腑，冷热调和，不失常度，无有壅滞，亦不流溢。血得寒而凝结，得热而流散，热乘于血，血随气发，溢出于鼻窍也。又有伤寒瘟疫，诸阳受病，不得其汗，热毒停聚五脏，故从鼻而出也，龙胆草丸黄连、胆草，柏皮汤柏皮、山栀、甘草，胶黄散阿胶一两，蒲黄五钱之类，若口鼻耳出血，生地汁调下。大便下血，是大肠热结

---

① 清者为荣……卫行脉外：语出《灵枢·营卫生会》。
② 脉：原作"肺"，据《素问·痹论》改。

损伤所为也。脏气既伤，风邪自入，或蓄热，或积冷，或湿热传于脾胃，或疳食伤于脏腑，以致冷热疳湿互作，致动血气，停留于内，凝聚无归，渗入肠中，故大便下血也。或有腹胀，冷气在内①攻冲，亦令大便下血。又因风冷乘虚，客入脾胃，或瘀血在于肠胃，湿毒下如豆汁。又疳伤于脏，亦能便血；若上焦心肺积热，流注大肠，亦令大便下血也。亡血者，脾热必渴，久则血虚，其人必肌体痿黄，头发不黑矣，五倍丸五倍为末，蜜丸，小豆大，一岁用十丸，米汤空心送下之类服之。

溺血者，盖心主血，与小肠相合，血之流行，周遍经络，循环脏腑，若热聚膀胱，血渗入胞，故小便血出也。如实热，用清心莲子饮黄芩、门冬、骨皮、甘草、车前、黄芪、石莲、茯苓、柴胡，虚加人参，虚热用六味地黄丸熟地、茯苓、茱萸肉、泽泻、山药、牡丹皮。

补 遗

血溢、血泄、诸蓄妄症，其治也，当以大黄、桃仁行血破瘀之剂，以折其锐气而后区别治之。善医者每治失血蓄妄，必先以快药下之。或问失血复下，虚何以当？曰：血既妄行，迷失故道，不去蓄利，以妄为常，曷以御之？且去者自去，生者自生。

粪后有红皆食积。

头痛十九附颈项强痛②

总括：头痛先须辨六经，湿痰风火挟邪侵。气虚血少兼寒湿，识者尤当审厥真。

脉法：《脉经》云：阳弦则头痛①。又曰：寸口脉浮，中风发热头疼，脉紧头痛是伤寒②，脉紧上寸口者风头痛。《脉诀》云：头痛短涩应须死，浮滑风痰皆易除③。

《内经》曰：寸口脉中短者曰头痛④。子和曰：头痛不止，乃三阳受病也⑤。夫三阳受病皆胸膈有痰所致，盖指病之壅郁于上而言也。《内经》曰：春气者病在头⑥。盖天气在上，知病气亦升于上也，其法当吐，谓吐之所以宣达在上之邪。仲景曰"大法春宜吐"是也，此特治头痛之一法耳。按头痛之症有自外而生者，如风寒暑湿之邪，有自内而生者，如气血痰饮之动。然又有三阳三阴之异，而又皆以风药治之者，总其大体而言之，高巅之上，惟风可到耳。故太阳头痛者，恶风寒，脉浮紧，痛在巅顶两额角；少阳头痛者，往来寒热，脉弦，痛连耳根；阳明头痛者，发热自汗，脉浮长大，痛连目眦颊齿；太阴头痛者，必有痰，体重或腹痛，脉沉，头重；少阴头痛者，足寒气逆为寒厥，脉沉细；厥阴头痛者，吐痰沫，厥冷，脉浮缓，痛引目系。此六经头痛多挟外邪者也。血虚头痛者，自鱼尾上攻头痛也；气虚头痛者，耳鸣九窍不利也；真头痛者，痛甚入连于脑，手足寒至节，旦发夕死，夕发旦死；厥逆头痛者，所犯大寒内

---

① 阳弦则头痛：语出《脉经·辨脉阴阳大法》。

② 寸口脉浮……脉紧头痛是伤寒：语本《脉经·平三关病候并治宜》。原书"浮"漫漶，据《脉经》补。

③ 头痛短涩……皆易除：语出元代戴起宗《脉诀刊误·诊诸杂病生死脉候歌》。

④ 寸口脉中短者曰头痛：语本《素问·平人气象论》。

⑤ 头痛不止乃三阳受病也：语出金代张子和《儒门事亲·卷四》。

⑥ 春气者病在头：语出《素问·金匮真言论》。

至骨髓，髓者，以脑为主，脑逆，故令头痛齿亦痛也；痰厥头痛者，头若痛如裂，眼黑头旋，恶心烦闷，目不敢开，如在风云中，此足太阴痰厥头痛也。凡此之类，种种不同，更参大方，究其所因，斯无一偏之弊矣。

补　遗

丹溪曰：头痛大率属痰，甚者火多，有可吐者，有可下者。肾虚则头痛，肝虚则头晕。

附　颈项强痛

总括：项病原来风湿居，失枕闪①挫亦因之。左血右痰须记取，详分虚实是灵机。

《内经》曰：东风生于春，病在肝腧，在颈项②。又曰：诸颈项强，皆属于湿③。戴氏曰：颈痛非是风邪即是气挫，亦有落枕而成痛者，宜服和气之剂④。亦有闪挫及久卧失枕而致项强不可转移者，此由肾虚不能生肝，肝虚无以养筋，故机关不利，宜服补肾之剂。亦有患筋急，项不能转侧者，此必从足起。经言：十二经各有筋，惟足太阳之经自足至项故也。《准绳》曰：颈项强急、发热恶寒之症，多由风寒客三阳经也。寒搏则筋急，风搏则筋弛，左多属血，右多属痰，并用驱邪汤。若动则微痛，脉弦而数实，右为甚，此痰热客三阳经也，宜用消风豁痰汤；若动则微痛，脉弦而涩，左为甚，作血虚邪客太阳阳

---

① 闪：原作“闷”，据沪影清抄本改。

② 东风生于春……在颈项：语出《素问·金匮真言论》。

③ 诸颈项强皆属于湿：语出《素问·至真要大论》。

④ 戴氏曰……宜服和气之剂：语本明代戴元礼《秘传证治要诀及类方·头痛》。

明经，治宜疏风滋血汤①。

腹痛十二附胃脘痛②

总括：脾家不睦胃经虚，邪正交争气不舒。热病面红并尿赤，冷知青白口唇鳖。

脉法：阴弦则腹痛，弦急则小腹痛，尺脉紧脐下痛，尺脉伏小腹痛。瘕疝痛心腹痛，痛不息，脉细小迟者生，坚实大者死；腹痛脉反大而长者死；脐下大痛，唇中黑者死。

《内经》曰：寒气入经则稽迟，泣③而不行，客于脉外则血少，客于脉中则气不通，故卒然而痛④寒邪外客而痛者，宜详阅《内经》。《原病式》曰：热郁于内则腹满坚结而痛，不可例言为寒也⑤。丹溪曰：如腹痛欲以物按者属虚寒；如手不可按者属实热⑥。痛类不同，详细于下。

有锁肚痛⑦者，一月后，婴儿忽乳不下咽，肚硬如石，面赤如朱⑧，撮口而哭，面青唇黑，手足口气俱冷是也。始因断脐带而不紧系，故为风冷所乘，症亦危急，以白芍药汤芍药、泽泻、薄桂、甘草，乌梅散钩藤、乳香、没药、粉甘草、玄胡索、乌梅肉投之，日久则难愈。更参看脐风症内论。

癥瘕痛，乃积久所致，亦能成疳，此皆荣卫俱虚，外则感

---

① 寒搏则筋急……疏风滋血汤：语本《证治准绳·杂病·颈项强痛》。
② 十二附胃脘痛：原缺，据底本目录补。
③ 泣：原作"湿"，据《素问·举痛论》改。
④ 寒气入经则稽迟……故卒然而痛：语出《素问·举痛论》。
⑤ 热郁于内……不可例言为寒也：语出《素问玄机原病式·六气为病》。
⑥ 如腹痛……属实热：语本《丹溪心法·卷四》。
⑦ 痛：原脱，据文义补。
⑧ 朱：原作"珠"，据文义改。

受风寒，内则过伤乳食，停滞既久，不能克化。邪并于阴为癥①，阴则专静，凝而不移；邪并于阳为瘕，假物象形，动而不息。若久而不治，亦成痞积。或两胁间有块如石，按之则痛，不按则轻；或面黄肌瘦，肚硬而胀及有青筋，昼凉夜热，蒸热无时，乳食减少，爱吃土泥；或大便酸泻，痛则身冷如冰。法当调脾养胃，用醒脾散人参、茯苓、白术、丁香、甘草、藿香、砂仁、南星；磨积理痞，用化癖丸陈皮、莪术、三棱、青皮、枳壳、槟榔、白术、丁香、细辛、木香；治酿泻，没石子丸。然此积滞之疾，非七剂可疗，必须次第调理，则日久自然平复矣。

疝痛者，始则腹内一小长块，其硬如臂，从腰缠转，或左或右，良久痛甚则见于皮下，不妨乳食。其症先因有疾，表解未尽，遽尔下之太过，气虚寒搏，郁结而成，法宜益气理虚，用参苓白术散人参、茯苓、甘草、白术、砂仁、薏苡仁、桔梗、扁豆、莲肉，沉香槟榔丸为治沉香、槟榔、三棱、莪术、木香、丁香、神曲、苍术、厚朴、益智、良姜、谷芽、陈皮、砂仁、枳壳、香附、使肉、青皮。

蚘虫动痛，口吐清水涎沫，或吐出虫，痛不堪忍，其疾因食肥甘荤腥②太早而得，故胃寒虫动作痛，其虫吐出，或生或死。儿小者此痛苦甚，亦致危难，先以理中汤人参、干姜、炙甘草、白术加乌梅水煎服，使胃暖不逆，次使君子丸槟榔、使君子肉、大黄、酸榴皮。有儿大者，面莹白而间黄色，肉食倍进，肌体消瘦，腹中时痛，此有血鳖蛔虫杂乎其间，以二圣丸下之槟榔一两，巴豆十五粒，去壳，膜心大好者，存油入槟榔末杵匀，如绿

① 为癥：原书漫漶不清，据据沪影清抄本补。
② 腥：原为"醒"，据文义改。

豆大，服后虫下，以稀粥自安。又有胃受极寒极热，亦令虫动，或微痛，或不痛，遽然吐出，法当安虫为上。若时治虫反伤胃气，固不可也。因寒而动者，用理中汤加乌梅水煎服；因热而动者，用五苓散白术、茯苓、泽泻、猪苓、肉桂加乌梅，水姜煎服。

积痛者，腹中隐隐而痛，面黄不食，儿大者，口吐酸馊气，先治积滞，后调脾胃，其痛自止。仍辨虚实和解。治法详伤积论中。

癖痛者，癥瘕痃癖，四症大同小异，总名积聚。已详积聚论中。

脏寒痛者附伤胎寒论内。

盘肠内吊痛议夜啼论内。

阴囊肿痛，当理肾和气。

寒疝痛备在疝证内。

附 胃脘痛附心痛

总括：心痛原来在胃脘，若还真者是膏肓。九种根因须审问，寒食虫火更多防。

脉法：洪大属火热，滑大属痰，右手实痰盛①，沉滑有食，弦迟有寒，沉细而实者可治；坚大而实、浮大而长、滑而利、数而紧，皆难治；其心痛手足俱青至节者不治。

《内经》曰：少阳司天，风行于地，心痛、胃脘痛、膈不通②。又曰：木郁之发，民病胃脘当心而痛，上肢两胁，膈噎

---

① 盛：原书漶漫不清，据沪影清抄本补。
② 少阳司天……膈不通：语本《素问·五常政大论》。

不通，食饮不下①。盖风木之气被郁，发则太过，故民病有土败木贼之候也。然心与胃各一脏，其病形不同，因胃脘痛处在心下，故有当心而痛之名。乃丹溪以胃脘痛即心痛，此言非也。盖胃是真湿土也，胃居中焦，禀冲和之气，多气多血，是水谷之海，为三阳之总司，五脏六腑十二经脉皆受气于此，是以壮则气行而愈，弱则着而成病。其冲和之气，变至偏寒偏热，因之水谷不消，停留水饮食积，真气相搏，以致清阳不升，浊阴不降，而肝木之邪得以乘机侵侮而为病矣。然致病之因，多因纵恣口腹，喜好辛酸生冷煎煿②脆硬之物，朝伤暮损，日积月深，自郁成积，自积成痰，痰火煎熬，血亦妄行，痰血相杂，妨碍升降，故胃脘作痛。俗医不究其源，例以辛香燥热之剂治之，以火济火，遂成危剧，良可痛哉！古方有九种心痛：曰饮、曰食、曰热、曰冷、曰风、曰悸、曰疰③、曰虫、曰去来痛。夫所谓冷者特一耳！贵在医者神悟，不可例以热药治之也，详甚所由，皆在胃脘而实不在心也。有寒、热、火实、死血、食积、痰、虫之异。

寒厥痛者，手足冷而通身冷汗出，便利溺清，或大便利而不渴，气微力弱，宜以术附汤温之附子、白术、甘草、水姜。

热厥痛者，身热足冷，痛甚则烦躁而吐，额自汗出，脉洪大，宜以金铃子散加减服之金铃子肉、玄胡索各一两，为末服之，痛止服枳术丸。

火实痛者，因气而食，卒然发痛，大便或闭，久而注闷，

---

① 木郁之发……食饮不下：语出《素问·六元正纪大论》。

② 煿（bó 博）：煎炒或烤干食物。

③ 疰（zhù 住）：中医指发于夏令的季节性疾病，症状是微热食少，身倦肢软，渐见消瘦。

心胸高起，按之愈痛，不能饮食，宜微利之。

死血痛者，痛有常处，不动移者是也。

食积痛者，痛甚欲大便，便后痛减者是也。

痰痛者，隐隐然痛，得辛热汤则暂止者是也。

虫痛者，痛则懊恼，发作肿聚，往来上下，休作有时，腹热，善渴，涎出，面色乍青乍白乍赤，呕吐清水者是也。

真心痛者，必死，不可治。盖因胞络引邪入于心之正经耳。夫心之脏，君火也。是神灵之舍与手少阴之经，皆不得受伤故也。

补 遗

丹溪曰：凡胃脘痛必用温药，此是郁结不行，阻气不运，故痛①。在下者多属食，宜温利之。

大凡心痛须分新久，若明知身受寒气、口吃寒物而得者，于初得之时，当温散或温利。若病得之稍久则成郁，郁久则成热，热久必生火，《原病式》中备言之矣。若欲行温散温利，宁无助火添病耶？由是多以山栀为热药之向导，则邪易伏，病易退，正气复而愈矣。用山栀十五枚，大者九枚去皮炒黑，煎，佐以姜汁，令辣服之，或加川芎一钱，或以二陈汤白术、半夏、陈皮、甘草加川芎、苍术、倍子煎服，甚者加干姜，轻者以麻黄、桂枝之类散之。气虚入胃脘作痛，草豆蔻丸服之草蔻、橘红、人参、干姜、黄芪、益智、当归、青皮、泽泻②、半夏、桃仁、麦芽、神曲、姜黄、柴胡，为末，炊饼，和为丸，姜汤下，加吴茱萸、生炙甘草。有因平时喜食热物，以致死血留于胃口作痛者，宜桃仁承气汤下之桃仁、芒硝、桂枝、大黄、甘草。

---

① 凡胃脘痛……故痛：语本《丹溪心法·卷四》。

② 泽泻：原书漶漫不清，据沪影清抄本补。

肿胀二十一①

总括：古今议定是脾虚，大抵多从湿热为。十种根因各调理，详分补泻在临机。

脉法：水病脉大者可治，细微者难治；腹胀脉浮者易治，病虚者则难疗也。经曰：至阴者肾水也，少阴者冬脉也，其本在肾，其末在肺，皆积水也②。又曰：肾者，胃之关也，关门不利，故聚水而从其类也③。

《内经》曰：诸湿肿满，皆属于脾。又曰：诸腹胀大，皆属于热④。夫脾喜燥而恶湿，常感湿气，湿蕴为热，热久又生湿，湿热相生而肿胀矣。其所以受病者，何也？盖人之所赖以生者，水谷也。水则肾主之，谷则脾主之。惟肾虚不能制水，脾虚不能制水，胃与脾合，胃为水谷之海，因虚而不能传化，故肾水泛溢浸渍脾土，于是三焦停滞，经络壅塞，水渗于皮肤，注于肌肉而成肿胀也。肿为水肿，胀为腹胀，须当分别治之。

肿之为病不一，贾洛阳称肿为痼疾，则知疾之危恶甚矣。有感湿作肿，有风寒闭塞作肿，有食积作肿，有病后作肿，大法总之宜补中行湿利小便。凡身有热者，水气在表，可汗；身无热者，水气在里，宜利小便，切不可轻下耗伤真气。经曰：壮者气行则愈，怯者着而成病是也。若遍身浮肿，烦渴，小便

---

① 二十一：原缺，据底本目录补。

② 至阴者……皆积水也：语本《素问·水热穴论》，原文为"肾者至阴也，至阴者盛水也，肺者太阴也，少阴者冬脉也，故其本在肾，其末在肺，皆积水也"。

③ 肾者……从其类也：语出《素问·水热穴论》。门，原作"前"，据《素问·水热穴论》改。

④ 诸湿肿满……皆属于热：语出《素问·至真要大论》。

赤涩，大便闭结，此属阳水，先用五皮饮加皮、骨皮、姜皮、茯皮、腹皮、木瓜，次四磨汤木香、槟榔、乌药、枳壳加生枳壳，重则疏凿饮子赤小豆、椒目、泽泻、木通、大腹皮、商陆、羌活、槟榔、秦艽、茯苓皮。若遍身肿，不烦渴，大便溏，小便少不涩赤，此属阴水，宜实脾饮白术、香附、木香、甘草、草果、木瓜、槟榔、秦艽、茯苓、生姜或木香留气饮主之。阳水病兼阳症者，脉必浮数；阴水病兼阴症者，脉必沉迟。气若陷下，用二陈陈皮、白茯苓、白术、半夏、甘草加升提之药，能使大便润而小便长。如腹胀，少加厚朴佐之；气不运，加木通、木香以调之。有小儿初肿，便觉痰嗽喘急，此属肺肾所主，宜先解表散麻黄、杏仁、赤茯、川芎、防风、枳壳、甘草，次投定喘消痰利便之剂。《内经》曰：开鬼门，洁净府①，此之谓也。

夫胀者，因饮食劳倦损伤脾胃，不能运化精微，以致水谷聚而不散，故成胀也。实者可下之，其症时时饮水，能食，小便黄，时微喘，脉伏而实是也。其脾初虚而后有积，治宜先补脾，然后下之，下后又补脾即愈也。不可补肺，恐生虚气耳。夫脾土受病，肺为之子，固不能自盛而生水，然肺金气清而能生水，则滋长肾阴，奉行降令，为生化之源，何病肿之有？今为肿之水，乃腐浊之气渗透经络，流注溪谷，灌入隧道，血亦因之而化水，欲藉土以制之，导肾气以利之，殊不知脾病则金气衰，木寡金畏而来侮土，脾欲不病，不可得矣。治法宜清心经之火，补养脾土全运化之职，肺气下降，渗道开通，其精之清者，复回而为气为血为津液；败浊者在上为汗，在下为溺，以渐而分消矣。

---

① 开鬼门洁净府：语出《素问·汤液醪醴论》。

补　遗

　　朝宽暮急属阴虚，朝用四物加参术，夕用地黄丸加桂、附、牛膝之类；朝急暮宽属阳虚，朝用六君子汤，夕用地黄丸加减。

　　治肿大法，宜补中、行水、利小便，以人参、白术为君，苍术、陈皮、茯苓为臣，黄芩、门冬为使以制肝木，稍加厚朴以消腹胀。气不运加木通、木香，气下陷加升麻、柴胡提之，血虚则补血，痰盛则利痰，随症用药，因时制宜可也。

　　东垣云：寒胀多，热胀少①，皆主于脾胃。

　　王节斋云：先喘而后胀主于肺；先胀而后喘主于脾②。

---

　　①　寒胀多热胀少：语本《兰室秘藏·卷上》。

　　②　先喘而后胀主于脾：语出明代王纶《明医杂著·卷之三》。王纶，字汝言，号节斋。

下 卷

汗症一

总括：小儿自汗症多①端，切莫将为一例看。要识阴阳虚实候，勤勤调理自平安。

脉法：脉大而虚浮而濡者，在尺为自汗，在寸为盗汗。伤寒脉阴阳俱紧当无汗，若自汗者曰亡阳，不治。

《内经》曰：心之液为汗②。《原病式》曰：心热则汗出③。东垣曰：西南坤土也，在人为脾胃。夫人之汗，犹天地之雨，阴滋其湿则为雾露为雨也④。据《内经》独主于心，而东垣又指脾胃而言，何也？盖心为君火主热，脾胃属土主湿，湿热相搏为汗，明矣。亦如地之湿气为云雾而上升于天，若不下降则不能成霖雨也。夫五脏皆令人出汗，独心与脾胃主其湿热，此乃总司耳。故经曰：饮食饱甚，汗出于胃。惊而夺精，汗出于心。持重远行，汗出于肾。疾走恐惧，汗出于肝。摇体劳苦，汗出于脾⑤。若自汗与盗汗者，病虽似而实不同也，细详如下。

小儿脾虚自汗，多出额上，沾黏人手，速救胃气，服全蝎观音散莲肉、人参、扁豆、天麻、防风、全蝎、羌活、白芷、木香、

---

① 多：原作"端"，据沪影清抄本改。

② 心之液为汗：语本《素问·宣明五气》。

③ 心热则汗出：语本《素问玄机原病式·六气为病》。

④ 西南坤土也……为雾露为雨也：语本《脾胃论·卷下》。"犹天地之雨"的"雨"，原书漶漫不清，据《脾胃论》补。

⑤ 饮食饱甚……汗出于脾：语出《素问·经脉别论》。

甘草、黄芩、白茯、神曲。

脾虚泻自汗，遍身冷而出有时，遇泻则无，泻过则有，此候大虚，急用参苓白术散服之人参、白茯、白术、甘草、扁豆、砂仁、苡仁、莲肉、桔梗、山药。

肺虚自汗，右脸色多㿠白，肺脉按之无力，久因咳嗽连声不已，乃肺经虚气上壅致令汗出，宜以补肺散阿胶、白茯、马兜、大米、杏仁、甘草为治，急以藿香饮调脾人参、半夏、赤茯、甘草、苍术、陈皮、藿香、厚朴，此又益母救子之义也。

有实症自汗，外因感冒风邪发热，无问昏醒，浸浸出汗，当用百解散干葛、升麻、赤芍、黄芩、麻黄、薄桂、甘草或间投五苓散白术、肉桂、茯苓、猪苓、泽泻。

有小儿无疾，睡中汗出如水，觉而经久不干，此名积症盗汗，脾冷所致，用三棱散人参、青皮、枳壳、香附、蓬术、益智、三棱、陈皮、神曲、半夏、甘草。

有时时冷汗微出，发根如贯珠，面额上溅溅然，此谓惊汗，宜抱龙丸及茯神汤人参、茯神、甘草、当归加麻黄根煎服。

有睡中汗自出者，名曰盗汗，此因阳虚所致，久不已者，令人羸瘠枯瘦，心气不足，津液妄出故也，用茯神汤加黄芪。

慢惊自汗，遍身俱有，其冷如冰，此症已危。详慢惊论内。

补　遗

丹溪云：自汗属气虚，人参、黄芪少佐以桂枝汤桂枝、白芍、甘草、生姜、大枣，虚甚附子汤亦可①。

盗汗属血虚，当归六黄汤甚效。火气上蒸，胃中之湿亦能化汗，凉膈散主之。

---

① 自汗……附子汤亦可：语本《丹溪心法·卷三》。

睡熟则出，醒而复收者曰盗汗。

汗出发润，一不治也；汗出如油，二不治也；汗凝如珠，三不治也。遍身有汗，谓之热越，热气越于四体也。

疝症二<small>宜与阴囊肿参看</small>

总括：疝有七件君须记，狐癫寒水筋血气。总之寒气结而成，丹溪独断湿热致。

脉法：寸口脉弦而紧，弦则卫气不行，不行则恶寒，紧则不欲食，弦紧相搏，则为寒疝。

《内经》曰：肾脉大急沉，肝脉大急沉，皆为疝。又曰：三阳急为瘕，三阴急为疝①。《难经》曰：任脉之为病，其内苦结，男子为七疝②。夫谓七疝者，寒、水、筋、血、气、狐、癫七者是也。自《素问》而下，俱称寒气结聚，故令脐腹绞痛。而丹溪独断为湿热或者热蕴于中，寒束于外者有矣，宜五苓散<small>猪苓、白术、肉桂、茯苓、泽泻</small>加茴香、橘核、金铃、槟榔、木通等，斯全愈矣。或肝经湿热，两㿗肿痛者，服龙胆泻肝汤<small>胆草、泽泻、车前、木通、当归、山栀、黄芩、生地、生甘草</small>。

补　遗

治疝神方：用葫麻根捣汁，入无灰，酒调下，以渣涂疝四围，效。

滞颐三

总括：滞颐之症口流涎，脾家有热涌而然。亦有胃寒而作

---

① 肾脉……三阴急为疝：语出《素问·大奇论》。
② 任脉之为病男子为七疝：语出《难经·二十九难》。

者，虫痛涎流湿热兼。

《内经》曰：足太阴之经通于口。盖脾之液为涎，小儿口涎流出而渍于颐间者，因脾家受病，不能收摄耳。凡作渴饮冷者属实热，宜泻胃火；饮汤者属虚热，宜补中气。若脾间实热而廉泉不能约制者，用牛黄清心丸。脾经虚热而廉泉不能统摄者，用六君子人参、白术、白茯、甘草、陈皮、半夏加木香。胃经实热而虫动津液流出者，宜泻黄散甘草、山栀、石膏、防风、藿香；虚热用五味异功散人参、白术、陈皮、炙甘草、白茯。大便闭结，用清凉饮大黄、当归、赤芍、甘草。食积内热，用大安丸神曲、半夏、白术、山楂、陈皮、连翘、莱菔、白茯，去白术即保和丸。

五淋四①

总括：淋病虽然分五种，要明各类详在看。曰膏曰冷同其症，血热均为热一般。

脉法：少阴脉数，女子则阴中生疮，男子则为气淋，脉细而紧。

《内经》曰：清阳出上窍，浊阴出下窍②。故清阳不升则浊阴不降，而成淋闭矣。先哲以滴水之器譬之，上窍闭则下窍不出，此理甚明。故东垣使灸百会穴，丹溪使吐以提其气之横格，是皆开上窍之法也。《原病式》曰：淋者小便涩痛也，热客膀胱，郁结不能渗泄故也③。巢氏曰：诸淋皆肾虚所致，肾与膀胱为表里，俱主水，水入小肠，下于胞，行于阴，为小便也。膀胱热则津液内溢，水道不通，停积于胞。肾气热则涩，故令

① 四：原缺，据底本目录补。
② 清阳出上窍……出下窍：语出《素问·阴阳应象大论》。
③ 淋者……不能渗泄故也：语出《素问玄机原病式·六气为病》。

水道不利，小便淋沥，谓之淋，其状小便出少而数，其小腹急痛引脐是也①。

膏淋者，有肥脂似膏，浮于小便之上，此肾虚不能制其肥液而下行也。

冷淋者，必先战栗而后小便，此亦肾虚而下焦受冷，冷气入胞，与正气交争，故小便涩而战栗也。

热淋者，是下焦有热，热气搏于肾，流入于胞，其溺黄多而涩，间有鲜血也。

血淋者，热之极也。心者血之主，外行经络，内行脏腑，热盛失其常道，心与小肠为表里，故下流而入于胞，则为血淋。

石淋者，肾主水，水结则化为石，肾为热所乘，遇小便则茎中痛，不得流利，痛引小腹，则砂石从小便出，甚至塞痛，令人昏闷，遍身有汗而复醒，此痛使然也。并以《局方》五淋散赤茯、山栀、甘草、赤芍、当归及香芎丸川芎、香附、赤茯、滑石、枳壳、泽泻、石苇、槟榔、海金砂，木通散木通、滑石、黑牵牛，五苓散猪苓、白术、白茯、肉桂、泽泻，导赤散生地、木通、生甘草选而用之。如肾虚者，六味地黄丸熟地、泽泻、茯苓、山药、山茱萸、牡丹皮加鹿茸、牛膝，名补肾地黄丸。

补　遗

小便涩滞，常有余沥不尽，为气淋。

其鼻准色黄者，知其小便难而成淋也。

小肠有气则小便胀，小肠有血则小便涩，小肠有热则小便痛，治当行滞、清热、疏利小便。不可用补气药，气得补则愈胀，血得补则愈涩，热得补则愈盛。

---

① 诸淋皆肾虚……引脐是也：语本《诸病源候论·卷之十四》。

下
卷

七
三

附　尿白浊

小便白如米泔者，由乳哺失节有伤于脾，致令清浊不分而色白，久则成疳。此亦心膈伏热，兼而得之，茯苓散三棱、蓬术、砂仁、赤茯、青皮、陈皮、滑石、甘草可治。

又云：小便白如米泔者，乃脾胃受寒而得。脾属阴，脾遇寒则饮食愈积滞而不化，胃气愈乖戾而不和，致传送失常，水火不济，故色白也。

虫症五①

总括：虫虽湿热感而生，亦因伤积借成形。九种虫名宜认晓，追安二字可详行。

脉法：虫脉当沉细而弦，今反洪大，蛔虫甚也。脉沉实者生，虚大者死。

《内经》曰：肠胃为市，无物不受，无物不包。又曰：饮食自倍，肠胃乃伤②。若夫饮食不节，则朝损暮伤，自伤成积，积久成热，湿热相生，而诸般奇形之虫，各从五行之气而化生矣，若附草为营之类是也。其虫或脏腑虚弱而动，或食肥甘而动，或胃冷胃热而动。动则往来上下，腹疼攻心，绞痛叫哭，仰身挥③手，心神闷乱，吐涎沫或吐清水，腹上青筋是其候也。巢氏曰：蛔虫，九虫之内一虫也，生生不息，多则贯心便能杀人④，以追虫丸槟榔、芜荑、雷丸、鹤虱、定粉、使君，安虫散主之鹤虱、胡粉、川楝根、白矾、槟榔，半生半熟，米饮调，食前服。

---

① 五：原缺，据底本目录补。
② 饮食自倍肠胃乃伤：语出《素问·痹论》。
③ 挥：原缺，据沪影清抄本补。
④ 蛔虫……多则贯心便能杀人：语本《诸病源候论·卷五十》。

九虫形症：一曰伏虫，长四寸许，为诸虫之主；二曰蛔虫；三曰白虫，长四五寸许，子母相生，其形转大而长，亦能杀人；四曰肉虫，状如烂杏，食人之血，令人心烦；五曰肺虫，其状如蚕，令人咳嗽；六曰蝟虫，状如虾蟆，令人呕吐咳逆；七曰弱虫，又名膈虫，状如瓜瓣，令人多睡；八曰赤虫，状如生肉，令人肠鸣；九曰蛲虫，状如菜虫，形至微细，居广肠，多则为痔，剧则为癞，因人疮处以生，又如鼹鼠、应声虫之类，未易悉举。

补　遗

上唇有疮曰惑，虫食其脏；下唇有疮曰狐，虫食其肛。其名狐惑症，狐惑者，伤失下之故也。

眼目六①

总括：生下经旬目见红，盖因胎受热蒸风。凉肝心药斯为妙，疳气痘疮宜别攻。

脉法：左手脉洪数，心火炎也；关弦而洪，肝火盛也。

《内经》曰：目者，五脏六腑之精，荣卫魂魄之所常荣也，神气之所常主也②。又曰：诸脉者，皆属于目，目得血而能视。五脏六腑之精气，皆上注于目而为之精③。故黑睛属肝，白睛属肺，瞳仁属肾，上下胞属脾，两眦属心，而内眦又属膀胱。五脏五色各有所司，若因邪气所并，则五脏精气皆失所司，不能归明于目矣。

钱氏曰：目内赤者乃心家积热上攻，宜导赤散生地、黄芩、

---

① 六：原缺，据底本目录补。

② 目者……神气之所常主也：语本《灵枢·大惑论》。

③ 五脏六腑……而为之精：语出《灵枢·大惑论》。

赤茯、木通、生甘草主之；**淡黄者心虚热**，生犀散生犀、干葛、柴胡、甘草、赤药、骨皮主之；**青者肝热**，泻青丸当归、防风、大黄、川芎、山栀、胆草、羌活主之；**黄者脾热**，泻黄丸藿香、防风、甘草、石膏、山栀主之①。夫纯阳之子，始生旬月，忽两目俱红，炫烂涩痒成翳，此因在胎时母感风热传于心肺而得也，以导赤散加当归、防风、薄荷、荆芥、大黄。目无睛光及白睛多黑睛少者，肝肾俱不足也，用地黄丸熟地八两，药四两，茱四两，丹三两，茯三两，泽四两加鹿茸。昼视通明夜视罔见者，因禀气衰弱，遇阴则盛而阳愈衰，故不能视也，用冲和养胃汤人参、柴胡、当归、甘草、生姜、升麻、干葛、白术、羌活各一两，防风五钱，黄芪一两五钱，茯苓三钱，白芍六钱，五味子一钱。

有热极夹风则目赤肿痛，昼夜不开，惊啼不已，先用九仙散柴胡、苍术、赤芍、甘草、川芎、薄荷、荆芥、麻黄、旋覆花，水、姜、葱煎服，外点以黄连膏黄连二钱五分，鸡子一，箸扎一孔，取瓦盏盛，入连和匀，酿一时，见黄色，以绢滤过，成膏。患者仰卧，令人挑一匙许，频点目内，觉口中苦满，舌上是药之验也。痘疮余毒攻眼，眼眵多热俱效。

若痘疮之后，眼生翳障，昏涩流泪②，或浮肿不开，此余毒攻肝也，用泻肝散当归、川芎、白芍、防风、蒺藜、甘草、木贼、甘菊、蔓荆、黄连、荆芥或四物汤当归、川芎、白芍、生地加防风、蔓荆、荆芥、柴胡、白芷之类。

若天行时症，暴赤肿痛，昼夜苦甚，久则昏朦，治法先以九仙散解表，次用小柴胡人参、柴胡、半夏、黄芩、甘草去半夏加大黄、薄荷、生地、竹叶，并投龙胆草散胆草、木贼、荆芥、

---

① 目内赤者泻黄丸主之：语本《小儿药证直诀·卷上》。
② 泪：原作"涕"，据文义改。

甘菊、防风、甘草、草决明。

血眼者，因久嗽不已，以致眼目两眶紫黑，如被物伤损，眼白红赤如血，谓之血眼。治法用生地黄及黑豆汁[1]研成膏，掩眼上，而眼肿黑自消，其血皆从泪出矣，真良方也。

补 遗

河间曰：在腑则为表，当除风散热；在脏则为里，当养血安神[2]。如暴失明，昏涩，翳膜，眵泪，斑入眼，皆风热也，此肝气盛而发在表也，宜表散而去之。如昏弱不欲视物，内障见黑花，瞳子散火在里也，血少神劳肾虚也，宜养血补水安神。

耳症七[3]

总括：五般脓水属肾生，火热上壅积而成。更有耳聋耳鸣者，皆为阴虚火上升。

脉法：右寸洪数，心火上炎，两寸脉洪或数者，相火上炎也。

《内经》曰：肾者，作强之官，技巧出焉[4]。又曰：耳为肾之外候，一曰肾通窍于耳。夫耳者，宗脉之所聚，肾气之所通，小儿肾脏盛，而有热气上冲于耳，津涎壅结，则生脓汁也。然有五般，黄脓出者谓之聤耳；红脓出者谓之脓耳；耳内干臭谓之冱[5]耳；白脓出者谓之缠耳；里面虚鸣有青脓出者谓之囊耳。病虽有五其源则一，或由风水入耳而内有积热上壅而成者，若

---

① 汁：原作"湿"，据沪影清抄本改。
② 在腑则为表……当养血安神：语出《素问病机气宜保命集·卷下》。
③ 七：原缺，据底本目录补。
④ 肾者……技巧出焉：语出《素问·灵兰秘典论》。
⑤ 冱（hù 互）：闭，塞也。

不速治，久则成聋矣，服以蔓荆散甘草、升麻、木通、赤芍、桑皮、麦冬、生地、前胡、甘菊、赤茯、蔓荆子，敷以龙黄散煅矾、龙骨、黄丹各五钱，麝香一匙。

凡耳聋耳鸣，皆属于热，阴虚火动也，治宜泻南方之火，补北方之水，无有不安矣。钱氏云：肾有补而无泻①，厥有旨哉。

鼻症八②

总括：鼻属肺兮体至清，鼻塞皆因风热侵。忽然窒塞声重者，此是风寒外感因。

脉法：右寸脉浮洪而数为鼻衄，左寸脉浮缓为伤风，鼻塞鼻流清涕。

《内经》曰：西方白色，入通于肺，开窍于鼻③。又曰：鼻者，肺之外候。丹溪曰：肺之为脏，其位高，其体脆，性恶寒又恶热④。故小儿鼻塞者，由肺气通于鼻，气为阳，若气受风寒停滞鼻间则成鼻塞，气寒而津液不收则多鼻涕。若冷气久结不散，脓涕结聚，使鼻不闻香臭，则为齆鼻⑤。若夹热则鼻干，皆阻碍乳。凡初产芽儿，三朝五日，六晨一腊⑥，忽然鼻塞，吻乳不能开口呼吸者，多是乳母安睡之时不知所持，鼻中出息吹着儿囟，或洗浴用水温冷，气不通，风邪致儿鼻塞也。

节斋云：鼻塞不闻香臭，或但遇寒月多塞，或略感风寒便

---

① 肾有补而无泻：语本《小儿药证直诀·卷上》。
② 八：原缺，据底本目录补。
③ 西方白色……开窍于鼻：语出《素问·金匮真言论》。
④ 肺之为脏……性恶寒又恶热：语本《格致余论·醇酒宜冷饮论》。
⑤ 齆鼻：鼻塞不通。
⑥ 一腊：民间风俗，称生子七日为一腊。

塞，不时举发者，世俗皆以为肺寒，而用解表通利辛温之药不效。殊不知此是肺经素有火邪，火郁甚则喜热而恶寒，故遇寒便塞，遇感便发也，治法：清肺降火为主，而佐以通气之剂。若如常鼻塞不闻香臭者，再审其平素只作肺热治之，清金泻火消痰，或丸药噙化，或末药轻调，缓服，无不效矣。其平素原无鼻塞之症，偶感风寒而致窒塞声重或流清涕者，自作风寒治①。

其鼻疮者，壅热伤肺，肺主气通于鼻，风湿之气乘虚客于皮毛，入于血脉，故鼻②下两旁③疮湿痒烂，是名鼻䘌。其疮不痛，汁所流处，却又成疮，以泽泻散服之泽泻、郁金、甘草、山栀，清金散敷之铜青、生矾各一钱。

一方用熊胆泡汤，以新小笔点鼻。

开关散

香附　川芎　荆芥　僵蚕　细辛　牙皂上为末，捣成膏，用红白绢摊④，夜睡贴囟门。

川芎膏

川芎　细辛　藁本　白芷　甘草　杏仁　麝香

牛黄犀角散

牛黄　犀角　川芎　升麻　细辛　麻黄　甘草　朱砂　冰片　麝香上为末，蜜丸，服之。

---

① 鼻塞不闻香臭……自作风寒治：语出《明医杂著·卷之三》。
② 鼻：原作"耳"，据沪影清抄本改。
③ 旁：原作"傍"，据文义改。
④ 绢摊：原无，据沪影清抄本补。

喉痹九①

总括：喉中肿痛称喉痹，实因相火冲逆至。急须刺破涌其痰，兼敷立效散而愈。

脉法：两寸脉浮洪而溢者，喉痹也，脉微而伏者死。

《内经》曰：一阴一阳结谓之喉痹②。王注谓：一阴即厥阴，肝与胞络是也。一阳即少阳，胆与三焦是也，四经皆有相火聚焉。子和曰：胆与三焦寻火治，肝和胞络都无异③。东垣曰：火与元气不两立，一胜则一负④。盖元气一虚，则相火随起而喉痹等暴病作矣。夫喉之为会厌者，经谓之吸门是也，以其司呼吸，主升降，为人身紧关之橐籥⑤门户也。若夫卒然肿痛，水浆不入，言语不通，死在须臾，诚可惊骇。其会厌之两旁肿者俗谓之双乳蛾，易治；会厌之边肿者俗谓之单乳蛾，难治；古方通谓之喉痹，皆相火冲逆耳。治之必先大涌其痰，或以针刺其患处，此急则治标之法也。用药者必须甘、桔、玄参、升麻、荆、防、羌活、薄荷、山豆根之类，并敷之以立效散硼砂、龙脑、雄黄、朴硝共为末，干掺。

补 遗

一方用韭菜地上蚯蚓数条，活入蜂蜜内，浸半日，去蚓，即时服，蜜并泥，效。

---

① 九：原缺，据底本目录补。
② 一阴一阳结谓之喉痹：语出《素问·阴阳别论》。
③ 胆与三焦寻火治……都无异：语出《儒门事亲·卷十四》。
④ 火与元气……一胜则一负：语出《脾胃论·卷中》。
⑤ 橐籥（tuóyuè 驼月）：古代鼓风吹火用的器具，此喻肺主气，司呼吸，调节气机的功能。

口病十①

总括：孩儿胎受诸邪热，热壅三焦病在舌。或成鹅口症堪忧，用药应须针刺裂。

脉法：右关脉洪数者口疮，或重舌、木舌。

《内经》曰：中央黄色，入通于脾，开窍于口，藏精于脾，故病在舌②。夫重舌者，心脾俱有热也。心候于舌而主血，脾之络脉出于舌下。若心有热则血气俱盛，附于舌根，重生壅出，如舌而短小是也。有生颊里及上腭者名曰重腭，生齿根者名曰重龈，皆当刺去其血，用真蒲黄敷之，或发灰或马牙硝或硼砂敷之，或竹沥浸黄柏点之亦好。

木舌者，脏腑壅滞，心脾积热，热气上冲，故令舌肿，渐渐胀大，塞满口中，是为木舌，若不急疗必致害人。用朴硝二分、紫霜一分、白盐半分同研，用竹沥水调敷，单用脑子亦效。

弄舌者，脾脏微热，令舌络微紧，时时舒出，勿用冷药下之，当少与泻黄散藿香、防风、甘草、石膏、山栀。或欲饮水，医疑为热，以冷药下之，非也。饮水者，脾胃虚津液少也。又如肌瘦面黄，五心烦热，即为瘦疳，宜胡黄连丸胡连五钱，宣五钱，朱砂二钱，麝香一匙，芦荟一钱，如大病未愈，用药后弄舌者死。又有舌上白苔并黑色者，用硼砂末掺之，热甚加脑子③。

口糜者，乃膀胱移热于小肠，故不小便，上为口糜。心胃壅热，水谷不转，下传小肠，以导赤散生地、木通、生甘草、黄芩、白芍去小肠热，五苓散猪苓、白茯苓、泽泻、肉桂、白术泻膀

---

① 十：原缺，据底本目录补。
② 中央黄色……故病在舌：语出《素问·金匮真言论》。
③ 子：原作"之"，据文义改。

胱热，二剂合用可也。

鹅口者，初生小儿口内白屑，舌上如鹅之口。此乃胎热而心脾最盛，熏发于口也。葛氏以发缠指，蘸井花水揩拭，以黄丹煅过出火毒，掺患处。

口疮者，乃小儿将养过温，心脏积热，熏蒸于上，故成口疮也。宜南星末醋调，涂两脚心，乳母服洗心散_{甘草、当归、麻黄、荆芥、白术、白芍、大黄}，泻心汤_{黄连一两}，煎服。

丹溪曰：小儿口疮不下食，众以狐惑治之，必死。后以矾汤于脚上浸半日，顿宽。以蜜炙黄柏、炒僵蚕为末敷之，立下乳而安①。

补　遗

脾之脉络系舌旁，肝之脉络系舌本，心之脉络系舌根。

舌者心之官，心热则生疮破裂，肝壅则血出如壅，脾闭则白苔_{如雪}，热则肿满，风则强木，口合不开，四肢壮热，气喘语涩，皆其候也。

舌忽胀出口外，俗名蜈蚣毒，用雄鸡血一小盏浸之即缩入。

舌长过寸，研冰片敷之即收。

口疮以桑树汁涂之得愈，吞咽亦无妨也，大人小儿俱效。

上唇有疮曰惑，虫食其脏；下唇有疮曰狐，虫食其肛。

大便闭十一②

总括：小儿便结哭声高，津液不润为火熬。急投煎剂并导法，免使儿童日夜号。

---

① 小儿口疮……立下乳而安：语本《脉因证治·卷三》。
② 十一：原缺，据底本目录补。

脉法：阳结脉沉实而滑，阴结脉伏而迟。

《内经》曰：北方黑色，入通于肾，开窍于二阴，藏精于肾[1]。又曰：肾主大便，大便难者取足少阴。夫肾主五液，津液润则大便如常。若饥饱失节，劳役过度，损伤胃气及食辛热厚味而助火邪，伏于血中，耗伤真阴，津液亏少，故大便结燥[2]。杨氏云：邪热入里，则胃有燥粪，三焦伏暑，则津液中干，此大肠之夹热也[3]。宿食留滞，则腹胀痛闷，胸痞欲呕。热气燔灼，则内受风热，坚燥闭塞。热宜疏利三黄丸，积宜消积丸丁香、陈皮、益智、三棱、白术、茴香、青皮、神曲、巴霜，惟活法治之耳。

小儿初生，腹胀欲绝，大小便不通，急令妇人漱口，吸咂儿胸前、背、心、手、足、腹、脐下，共七处，以红赤为度，须臾自通。

阴囊肿十二[4]宜与疝症参看

总括：厥阴少阴寒激搏，致令肿缩宜温药。光浮不痛作虚医，赤肿须凭凉剂却。

《内经》曰：癫癫疝肤胀者，阴气盛而脉胀不通也[5]。今小儿阴茎全缩不见，有阴囊光肿不痛，此因肝肾气虚，用橘子仁煎汤调下金铃散三棱、陈皮、赤茯、茴香、槟榔、钩藤、莪术、青皮、甘草、木香、枳壳、金铃或匀气散桔梗、砂仁、白僵、陈皮、茴

---

[1] 北方黑色……藏精于肾：语出《素问·金匮真言论》。

[2] 肾主大便……故大便结燥：语出《兰室秘藏·卷下》。

[3] 邪热入里……此大肠之夹热也：语出宋代杨士瀛《仁斋直指方论·卷之十五》。

[4] 十二：原缺，据底本目录补。

[5] 癫癫疝肤胀者……脉胀不通也：语本《素问·脉解》。

香、甘草。观《内经》之言，乃阴气盛而致此吊缩者，筋急也。筋遇寒则引缩，遇热则弛张，故三因所用方法，以宽小肠气，疏风为治。然此乃坐阴润之地，感风湿而得，用当归散<small>当归、川</small><small>芎、麻黄、赤芍、大黄、甘草加槟榔</small>、苍术或服钩藤膏<small>钩藤、甘</small><small>草、肉桂、麝香、当归、乳香、玄胡索</small>，并敷立敷散<small>赤小豆、赤芍、</small><small>枳壳、朴硝风化、商陆</small>，为末敷之。

　　阴囊肿痛而引缩者，盖诸筋会于阴器，而邪客于厥阴、少阴之经，与冷气相搏而成。治之不早遂成痼疾，如腰曲腹痛，冷汗自出，阴囊内二子吊缩入腹，痛止方出，名曰内吊，用乌梅散<small>乌梅、玄胡、粉草、乳香、钩藤、没药</small>、匀气散、金铃散为治。

　　有外肾无故而肤囊肿大，不燥不痛[1]，光亮如灯，此气虚所致，亦用匀气散调治。

　　一症外肾肤囊赤肿通明，及女儿阴户肿胀，乃心热所传，皆以木通散、导赤散为治，以外消散敷之<small>大黄、牡蛎、朴硝，水</small><small>调敷</small>。

木通散

木通　　大黄　　甘草　　赤茯　　瞿麦　　滑石　　车前　　黄芩
黑栀

导赤散

生地　　木通　　生甘草　　黄芩　　赤茯

小便闭十三[2]

　　总括：膀胱不利称邪热，清肺资源是所宜。多尿遗溺为虚

---

① 痛：原作"烦"，据沪影清抄本改。
② 十三：原缺，据底本目录补。

冷，温补收涩任多施。

脉法：小便闭，其脉盛大而实者生，虚细而涩者死。

《内经》曰：膀胱不利为癃闭①。夫小便闭而不通者，皆邪热为病也。分在气在血而治，以渴与不渴而辨。如渴而小便不通者，热在上焦气分，故渴而小便不通也。夫小便者，是足太阳膀胱经所主，长生于申，申者西方金也，肺金生水。若肺中有热，不能生水，是绝其水之源。经云：虚则补其母。宜清肺而滋其化源，茯苓、泽泻、琥珀、灯心、木通、车前子、瞿麦、萹蓄之类，以清肺之气，泄其火，资水之上源也。如不渴而小便不通者，热在下焦血之分，故不渴而大便燥，小便不通也。热闭于下焦者，肾也、膀胱也，乃阴中之阴，阴受邪热，闭塞其流。易老云：寒在胸中则遏绝不入，热在下焦则填塞不便。须用感北方寒水之化，气味俱阴之药，以除其热，泄其闭塞②。如黄柏、知母、肉桂之类，以补肾与膀胱，而资其化源。若服淡渗之药，何能补重阴之不足哉？夫用大苦寒之药者，治法当寒因热用耳。

曾氏曰：小便闭而不通，有阴阳二证。阴闭者为冷湿乘虚入里，因而不通，用白芍药汤白芍、薄桂、泽泻、甘草加南木香及炒盐，以绢包，熨脐四围，并投五苓散猪苓、白术、肉桂、泽泻、白茯，入灵砂末，温盐汤空心调服。阳闭者因暴热所逼，涩而不通，以五苓散加车前、灯心煎服及益元散滑石六两，甘草一两、木通散木通、滑石、黑牵牛。

又有癃闭与淋闭不同。盖癃者，乃内脏气虚，受热壅滞，

---

① 膀胱不利为癃闭：语本《素问·宣明五气》。
② 易老云……泄其闭塞：语出《兰室秘藏·卷下》。

宣化不行，非涩非痛，但闭不通，腹胀紧满，亦用五苓加车前、木通，或贴姜豉饼生姜一两，生葱五根，生蒜七个各切细，淡豉七钱，润者，生盐一钱，川山甲五钱，制酒麸糟一灯盏，如无，以好酒代用，研捣烂，捻作饼子二寸润，用微火烘热，带热贴脐上，绢兜住，如冷依前法，或再以火烘暖，亦好于脐上，不拘①阴阳二症，悉能疗之。

补 遗

小儿初生不尿者，因母食糟酒炙煎辛毒之物，热气流入胎中，儿因饮血，故生下肚膨胀、脐肾肿，如觉脐四旁有青黑气色及撮口者不救。如无青黑，不饮乳者，用寸长葱白，分作四散，用乳汁半小盏同煎，片时分作四次服，即通，不饮乳即饮。

杨氏曰：肾主水，膀胱为之腑。水满膀胱，通溢于小肠也。然小肠应于心，盖阴不可无阳，水不可无火，水火既济，上下相交，荣卫流行，水道开合，不失所司矣。若心肾不济，阴阳不调，故内外关隔而水道涩，传送失道则水道滑。热则不通，冷则不禁。其热甚者，小便闭而全无；其热微者，小便难而仅有。肾与膀胱俱虚，客热乘之，水道涩焉。自令心气旺甚，小便壅遏，则赤茯苓、车前子、麦门冬、灯心之类清利行之②。

尿床遗溺十四③

《原病式》曰：遗尿不禁者为冷。《内经》曰：膀胱不约为遗溺④。仁斋曰：小便者，津液之余也。肾主水，膀胱为津液

---

① 拘：原作"俱"，据沪影清抄本改。
② 肾主水……清利行之：语本杨士瀛《仁斋直指方论·卷之十五》。
③ 尿床遗溺十四：原为"附尿床遗溺论"，据目录及上下文例改。
④ 膀胱不约为遗溺：语出《灵枢·九针论》。

之腑，肾与膀胱俱虚而冷气乘之，故不能拘制其水，出而不禁，此为遗尿①。睡里自出者，谓之尿床。此皆肾与膀胱虚而挟冷所致，以鸡肠散主之鸡肠一具，烧存性，男用雌，女用雄，肉桂、龙骨各二钱半，牡蛎、茯苓、桑螵蛸炒各五钱，为细末，仍以鸡肫胵一具，鸡肠一具，烧存性，研为极细末，每用前药一钱，以好温酒调化，食前服，然益智、破故纸之类，亦不可缺。

亦有热客于肾部及膀胱，火邪妄动，水不得宁，故不能禁而频数也。治当补膀胱阴血，泻火邪为主，而佐以收涩之剂，如牡蛎、山萸、五味之类。病本属热，故宜泻火，因水不足，故火动而致小便多，小便既多，水益虚，故宜补血。补血泻火治其本也，收之涩之治其标也。

麻木十五②

总括：木本湿热死血因，手麻原属气家虚。忽然十指麻木也，湿痰死血胃中虚。

脉法：脉浮而濡属气虚，关前得之，麻在上体；关后得之，麻在下体。浮而缓属湿，为麻痹。紧而浮属寒，为痛痹。涩而芤属死血，为木，不知痛痒。

《内经》曰：风寒湿三气合而为痹。故风气胜者为行痹，寒气胜者为痛痹，湿气胜者为着痹③。河间曰：留着不去，四肢麻木拘挛也。岐伯曰：痛者，寒气多也，有寒故痛也。其不痛不仁者，病久入深，荣卫之行涩，经络时疏，故不痛，皮肤不荣，故不仁①。夫所谓不仁者，或周身或四肢唧唧然，麻木不知痛痒，如绳扎缚初解之状，古名麻痹是也。丹溪曰：麻是气虚，木是湿痰死血②。然则曰麻曰木，以不仁中分而为三也。虽然亦有气血俱虚，但麻而不木者；亦有虚而感湿，麻木兼作者；亦有因虚而风寒湿三气乘之，故周身掣痛麻木并作者，古谓之周痹，治宜先汗而后补。然当以类推治之，不可执一也。

如十指麻，是胃中有湿痰死血，宜二陈陈皮、白茯、半夏、甘草加苍术、白术、桃仁、红花，少加附子行经。又四物川芎、当归、白芍、生地加苍术、白术、陈皮、茯苓、羌活、红花、苏木之类。

如手足俱麻木，并指尖麻者，皆痰滞经络也，宜二陈加竹沥、姜汁、白芥子，以祛痰火散风气耳。

补 遗

麻用补中益气加归、木、附、青、芎，少加桂枝引经。

木用四物二陈，加桃仁、红花，俱宜用沥汁、芥子。行经至胁肋，达痰之所在也。

惊瘫鹤膝十六③

总括：风湿流传骨节间，痛兼心悸是惊瘫。若于腕胫多疼重，凝结成团鹤膝看。

《内经》曰：顽弱名缓风，疼重名湿痹。小儿惊瘫者，因惊风之际手足掣动，当听其然，自然后疗之，免生异症。或父母见其病势可畏，从而按伏之，岂知筋者，肝之合也，若按束其

---

① 岐伯曰……故不仁：语出《素问·痹论》。
② 麻是气虚……湿痰死血：语出《丹溪治法心要·卷六》。
③ 十六：原缺，据底本目录补。

手足，则筋不舒伸，遂至经络为风所闭，终为废人。又有四肢痿痹不仁，致手足稍胀痛不堪忍者，此风毒之气使然。故传曰风淫末疾①是也。凡小儿心悸不常及遍身肿痛，或手足不遂，此为惊瘫。若治之稍迟，至臂、腕、膝、胫、骨节间流结顽核，或膝大而肿，肉消骨露如鹤膝状，或为痈为疖，此名鹤膝。以上形症，并宜发汗，使腠理开通则风热可除，有湿亦去，用百解散干葛、升麻、赤芍、黄芩、麻黄、甘草、桂枝和五苓散猪苓、泽泻、白术、白茯、肉桂倍加麻黄，微得汗为度，次祛风散防风、半夏、甘草、黄芩、南星及独活汤当归、白术、黄芪、肉桂、牛膝、甘草，儿服独活加桑寄生，使风不生而痰不作，愈矣。若为痈为疖疼重者，用黑牵牛，半生半炒，略研，煎无灰，酒调下五苓散以除流注之寒湿。

诸疮十七②

总括：满头及额生如癞，但用连床得安瘥。遍身糜溃更多烦，一抹金涂无不效。

《内经》曰：诸痛痒疮疡，皆属心火③。火郁内发，致有斯疾。盖心主乎血，血热生风，热郁内甚，递相传袭，故火能生土，血注阳明，主肌肉，风热与血热相搏，发见于皮肤，其名不一。有黄脓而白者，土生金，母归子也。始生微痒而热轻，肿痛溃烂为热极。血凝化水，气滞成脓，甚至寒热作而饮食减，尤为可虑。宜先泄风毒、凉心经、解胃热，用当归散当归、白芍、大黄、川芎、甘草、麻黄加黄连、升麻、葛，水、姜、葱、

---

① 风淫末疾：语出《左传·昭公元年》。
② 十七：原缺，据底本目录补。
③ 诸痛痒疮疡皆属心火：语本《素问·至真要大论》。

灯心煎服及牛蒡汤牛蒡、大黄、防风、薄荷、荆芥、甘草，涂以四黄散黄连、黄芩、黄柏、大黄、滑石、五倍子，清油调敷，一抹金藜芦、蛇床、红丹水飞各三钱，硫黄、赤石脂、明矾煅、黄柏、五倍各二钱半，轻粉五分，猪油调涂抹患处。

若头散成生片，常常燥痒，毛发稀少，有类白屑，此因积热上攻，名曰秃疮。虽生于头，世人知只外治，愈不旬月，其疮又发。盖头乃诸阳所会之处，《洪范》五行，火曰炎上，热毒上攻，两阳相灼，故疮生于头，法当散陈莝之积热，导心经之烦躁，宜百解散干葛、黄芩、升麻、麻黄、甘草、赤芍、桂枝倍加五和汤当归、赤茯、大黄、甘草、枳壳，姜、葱、灯心煎服，次以连床散黄连、蛇床、五倍、轻粉，先用荆芥和葱煎，候凉洗，拭干后敷药涂之或四黄散涂之。

有遍身糜溃成片，甚至烦躁，衣不可着，盖风火内郁于阳明，流毒于外，名风热疮，用百解散加五和汤入何首乌、荆芥、白芷煎服及牛蒡汤，疏涤肠胃，解散风热，其疮自愈不致再生，外则涂四黄散或连床散。汤火疮，先用羌活散发表人参、羌活、赤茯、柴胡、前胡、川芎、独活、枳壳、苍术、甘草，次涂玄霜膏即效大米五升，铁器盛贮见天处，以雪水浸一二日，不问腐烂，仍取出于箥箕内，水淋过，晒干，焦炒，研为末，新汲井水调涂患处，如干燥，以软鸡翎蘸，遍拂疮上，使之滋润痛减，药少再添，自然取效。一名玄膏散，炒透黑色，烟青为度。

有小儿疮疡遍身头上疮盖如饼，此为胎气热毒所感，宜以犀角解毒丸犀角、黄连、玄参、桔梗、连翘、薄荷、大力、当归、山栀、甘草、生地、黄芩、赤芍、金银各一两，为细末加减疗之。然最忌敷药洗浴，恐其入腹，为患不浅。

若痛疡作楚，潮热不止，此虽系脾虚，亦因肺气受损，先以理脾补虚，然后治疮疡，以当归解毒汤_{陈皮、当归、赤茯、山}楂、黄柏、知母、柴胡、人参、金银花。

丹毒十八①

总括：小儿气弱肌肤薄，热毒乘虚来作发。急须化毒与消风，毒散风消始安乐。

《内经》曰：赤紫丹瘤，皆心火内郁而发。赤如丹砂，故名丹毒。盖心主血，热为血之媒，应火而色赤也，乃心家血热盛以动之，是以游走遍体也。其乳母过食酒面煎炒之物，或烘衣着儿不候冷而即着，亦成此疾。自腹生出四肢者易治，自四肢生入腹者难疗。当急砭之，服解毒散_{牛蒡、犀角、荆芥、防风、}甘草加紫草茸，外用白玉散敷之_{滑石、寒水石各二钱五分}。惟百日内忌砭，以其肌肉难任也。大抵治小儿丹毒，必先服表药，内解热毒，方可涂敷，恐毒无所泄，入里为患耳。

惊丹者，小儿百日之内半岁以上，忽两眼胞红晕微起，面带青黯色，向夜烦啼，或脸如胭脂，此伏热在内。亦有脸不红者，始则居胎之时母受重惊，邪伤胎气，递相传袭。降生之后复受热毒，或再有惊热，热气内蕴，形之于外。初生散而满面，状如水痘，脚微红而不壮热，出没休息无定，次到颈项，赤如丹砂，以四圣散_{黄连、秦皮、木贼、灯心}先洗其目，次用百解散_{干葛、升麻、麻黄、赤芍、黄芩、甘草、桂枝}以解惊热。丹毒甚则以四物汤_{川芎、当归、白芍、熟地加黄芩}之类。如发至胸膈乳间，微有痰嗽作搐，急宜先宣热拔毒，免至内流，为害不浅，以五和汤_{当归、大黄、赤茯、甘草、枳壳加升麻、生地、灯心}之类，

---

① 十八：原缺，据底本目录补。

如此调治不生他症，投万安饮人参、当归、大黄、防风、柴胡、枳壳、半夏、白芍、黄芩、甘草。

有身上发时亦如前症，不甚燥痒，但见浮于遍体，神昏不悦，名阴湿毒症。此二症不问赤白，若入腹多致为害，不可轻视也。

补　遗

砭法：治丹毒赤色游走不定，令口吮毒血，各聚一处，用细瓷器击碎，取有锋芒者以箸头劈开夹之，用线缚定，两指轻撮，稍令瓷芒对聚血处，再用一箸频击，刺出毒血。轻者口吮出毒，以药敷之。患在头者不用砭法，宜卧倒用针挑患处，以出毒血，迟则毒血入腹而难起矣。

狗癣疥

用松树节劈开，鸡卵①取油，取片席一块如碗大，剪洞一个如手大，以松节放在洞边，将末香气在松节上取油。

风毒十九②

总括：诸风夹热隐皮肤，凝结难为陡顿除。项颊肿须护喉舌，内疏风热外宜涂。

《内经》曰：营气不从，逆于肉内，乃生痈肿③。夫小儿风毒者乃惊风之后，风从气行，血从气使，毒气蓄于皮肤，流结而为肿毒，遂结顽核赤色，多成腮颊之间或耳根骨节之处，重则成痈成疖，谓之遁毒风，宜以当归散当归、大黄、川芎、白芍、麻黄、甘草倍加枳壳、大黄或角刺、薄荷之类。如结在腮颊者，

---

① 卵：原作"柳"，据沪影清抄本改。
② 十九：原缺，据底本目录补。
③ 营气不从……乃生痈肿：语出《素问·生气通天论》。

用乌豉膏_{绵川乌，水浸透，炮制，去皮脐，净，五钱，明粉二钱，淡豆豉三钱，水浸润，饭上蒸透，杵烂为膏含化}，以护咽喉，外则敷以拂毒散_{半夏、贝母、五倍、朴硝、大黄，共为末，醋调，敷患处}。若因跌仆破损皮肤，风邪侵袭伤处而发肿者，谓之破血伤风，可投疏风散_{防风、荆芥、甘草}、活血散之类_{当归、川芎、生地、红花、赤芍、苏木}。

夫瘰疬之症，《内经》谓之结核。究其所因，丹溪所谓五味之厚，郁气之积，曰风曰热，与血气相搏而结成，其始生于耳后颈下至颊者，此出自阳明胃经也，名曰瘰疬；于缺盆胸侧或在两胁者，此出手少阳胆经，名曰马刀，俱当从其所因究治。其幼弱不堪针灸，但以服饵涂贴之剂可也，然须服引经之药以除根本，可获全功。

若发于喉下，如带横缠者，乃缠喉风也，宜投化毒汤_{桔梗、薄荷、荆芥、甘草、山豆根、牙硝、硼砂、朴硝、雄黄、朱砂，为末，每一匙或五分，点于舌上化下，或温汤浓调，少与含吞亦可}及乌豉膏含化，以护咽喉外，但依遁毒风治法。如服药后散止不定，或上颈项，或游于面目而复来喉下，如赤紫微浮，中有白突者，阳症变阴，亢则必害，谓之赤游风毒，亦难治矣。

夜啼二十[①]

总括：夜啼四症惊为一，无泪见灯心热烦。面白颊青脐下痛，面黧大哭是神干。

脉法：虎口脉不见，如云尘色者是客忤、鬼祟之脉，必然夜啼。

---

① 二十：原缺，据底本目录补。

《内经》曰：心藏神①。神安则脏和。夫小儿昼得神安，则夜稳睡。若心热惊热，或风寒之邪乘之，则精神不得安定，故至夜啼叫不已也。

心热者，见灯愈啼，面红多泪，无灯则少息。盖火者，阳物也。心热遇火，两阳相搏，才有灯而啼甚。故经曰：火疾风生乃能雨②，此其义也，宜凉心安神，用三解散防风、天麻、茯神、山栀、白附、大黄、黄芩、赤芍、僵蚕、全蝎、枳壳、粉草、薄荷汤下。惊热者，为衣衾太厚或抱于热处久坐致生烦闷，邪热攻心。心藏神，神安则和，神乱则昏，治法退热镇心则自安矣，用牛蒡散大黄、防风、荆芥、薄荷、牛蒡、甘草，抱龙丸。

有遇黄昏后至更尽时哭多啼少，有啼声不已直到天明，乃胎中受寒，遇夜则阴胜而阳微，故腰曲额汗，眼中无泪，面莹白而颊青，伏卧而啼，入盘肠内吊之症，名为寒疝，治法去宿冷，温下焦，白芍药汤泽泻、白芍、甘草、肉桂，加钩藤炒及钩藤丸钩藤、玄胡索、当归、粉草、乳香、肉桂、麝香。

误触禁忌而夜啼者，面色紫黑，气郁如怒，呼时若有恐惧及睡中惊惕，两手抱母，大哭不休，此误触恶祟神祇，目有所睹，口不能言故耳。古云：《玉环集》忽然两手形无见，定知唐突恶神灵。乃知有此症者，宜两指纹俱隐而不见，治法先解表，用百解散干葛、升麻、赤芍、肉桂、黄芩、甘草、麻黄，次驱邪镇心，用苏合香丸白术、乌犀、香附、朱砂、诃子、檀香、沉香、安息、麝香、丁香、苏合香、青木香、薰陆香将蜜丸，桐子大，抱龙丸。啼与哭亦有别，啼而不哭是痛，故直声来往而无泪；哭而不啼是惊，故连声不绝而多泪。又曰：啼而不哭是烦，哭而不

---

① 心藏神：语出《灵枢·九针论》。
② 火疾风生乃能雨：语出《素问·解精微论》。

啼为躁。

　　补　遗

盘肠歌

　　盘肠气发先腰曲，无泪叫啼眼干哭，口开脚冷上唇乌，额上汗流珠碌碌。

　　面青目白，腰曲而啼，扪腹觉冷，此必感寒肚痛也。

　　面赤心躁，小便赤涩，口中及腹俱热，间或有汗，仰身而啼，此热症也。

　　又有乳到儿口即啼，身体头额皆热，须看口内无疮，必然喉舌肿痛。

喑症二十一①

　　总括：失音之症故名喑，大抵俱因病后成。补泻随时加减用，地黄丸服有声音。

　　《内经》曰：舌者，音声之机也。喉者，音声之关也②。小儿卒然无音者，乃邪气客于会厌，则厌不能发，发不能出，开阖不利，故无音也。若咽喉音声如故而舌不能运转言语，则为舌瘖。此乃风冷之邪客于脾之络，或中于舌下廉泉穴所致。盖舌乃心之苗，心发声为言，风邪阻塞其经络，故舌不能转运也。若舌本不能转运言语而喉中声嘶者，则为喉瘖，此亦为风冷所客，使气道不通，故声不得发而喉无音也。然或风痰阻塞，或因心经气虚，或脾之脉络受风，或风痰滞于脾络，或脾气不足，或胃中清气不升，皆足以致瘖。大抵此症亦有禀赋③肾气不足，不能言者；

---

① 二十一：原缺，据底本目录补。

② 舌者……音声之关也：语本《灵枢·忧恚无言》。

③ 赋：原作"父"，据文义改。

有乳母五志之火遗儿，熏闭清道不能言者；或儿病津液耗损，会厌干涸不能言者；或肾气不充，心火上炎伤肺而不能言者；有惊风中风不能言者。若遗热与津液耗者，用七味白术散人参、白术、白茯、藿香、木香、干葛、甘草；清气不升者，用补中益气汤人参、黄芪、当归、白术、柴胡、升麻、陈皮、甘草；禀肾不足与虚火伤肺者，用六味地黄丸熟地、茱萸、山药、泽泻、白茯、丹皮。若仰首咳嗽，肢体羸瘦，目白睛多，或兼解颅，呵欠咬牙等症悉属肾虚，非地黄丸不能救也。若患吐泻或大病后，虽有声而不能言，有能咽物者，有不能咽者，非失音，此肾怯不能上接于阳也，当以参术温补之剂进之。《保婴集》云：小儿五六岁，心气不足而不能言者，用菖蒲丸石菖蒲、赤石脂各三钱，人参五钱，丹参二钱，天门冬一两；口噤不能言者，用六味地黄丸。

补　遗

小儿齿迟者，肾气不足；语迟者，心气不足；行迟者，禀受不足，脚软故也。

天柱骨倒

项软者胎气不足，大病后项软即天柱骨倒也。或吐泻之余，伤寒失表，脾受风热者，速与祛风退热及强筋之剂。

有小儿肌体雄壮，不为瘦瘁，忽然项软倾倒，此名下窜，皆因肝肾气虚，客邪侵袭风府，传于筋骨，故成斯疾。盖肝主筋，肾主骨，筋骨俱弱则项软垂下无力，亦名天柱骨倒，与五软相类不远，调元散、补肾地黄丸。

解　颅

解颅者，仲阳谓生下囟不合，肾气衰也。长必少咲①，有

---

① 咲（xiào 笑）：古同"笑"。

目白睛多，䀮白身瘦者，多愁少喜也，余见肾虚症。杨氏曰：小儿年大，头缝开解而不合者，盖肾主髓，脑为髓①海，肾气有亏，脑髓不足，所以头颅开而不能合也。人乏脑髓，如木无根。凡得此者，不远千日，亦有数岁，乃成废人。设有此症，亦不可束手待毙，宜与钱氏地黄丸，仍用天南星微泡为末，米醋调，敷于绯帛，烘热贴之。亦良法也。

囟　陷

囟陷者，始因脏腑有热，渴饮水浆，致成泄泻，久则血气虚弱，不能上充脑髓，故囟陷如坑，不能平满，用狗头骨，炙黄为末，鸡子清调敷之。

囟　填

囟填者，囟门肿起也。脾主肌肉，乳哺不常，饥饱无度，或寒或热，乘于脾家，致使脏腑不调，其气上冲，为之填胀。囟突而高，如物堆起，毛发短黄，自汗是也。若寒气上冲则牢靳，热气上冲则柔软。寒者温之，热者凉之，剂量轻重，兼与调气。小儿肝盛，风热交攻亦然，此症未易瘥，热症用大连翘散消之，有表热症柴胡散主之，又有封囟散掩之。论曰：小儿胃气冲和，则脑髓充盛，囟顶渐合，若胃热熏蒸脏腑，则渴而引饮，因致泄利，令脏腑壅热血气虚弱，不能上充脑髓，所以囟陷也②。用当归散、地黄丸。

胃气虚寒二十二③

总括：胃冷皆因素禀虚，或因大病久成之。急须温补扶元

---

① 髓：原作“骨”，据沪影清抄本改。
② 论曰……所以囟陷也：语本《圣济总录·卷第一百六十七》。
③ 二十二：原缺，据底本目录补。

下卷
九七

气，免得尪羸唤药师。

《内经》曰：胃为水谷之海，六腑之大源也[1]。人生气血腑脏，俱由胃气而生。故东垣之法一以补脾为主，所谓补肾不若补脾是也。在小儿虽得乳食，然水谷之气未全，尤仗胃气，胃气一虚则四脏俱失所养矣，故丹溪谓小儿多肝脾之疾也。若面色㿠白，目无睛光，口中气冷，不食吐水，肌瘦腹痛，此胃气虚寒之症也，用异功散主之人参、白术、甘草、陈皮、白茯。若大便不实兼脾虚也，加干姜温之。中满不利脾不运也，加木香开之。命门火衰不能生土者，用八味丸补之，赋禀肾气不足亦用此丸。盖下焦真阳充盛，则上升脾元，自然温蒸水谷矣。《内经》所谓益火之源，以消阴翳，正此药也。

补　遗

八味丸即六味地黄丸加肉桂、附子各一两。

小儿初生诸疾二十三[2]

黄帝曰：若吾不能察其幼小者，夫生知之圣，犹曰难之，何哉？盖芽儿出腹，骨肉未坚，五脏未充，正如水上之泡，草头之露耳。初生七日之内，天地八风之邪，岂能速害？良由在胎之时，母失爱护，或劳动气血，饥饱失时，冷热相制，忧愁惊怖，以致损伤胎气。故降生之后，便有胎热、胎寒、胎黄、胎惊诸病生焉。外因浴洗、拭口、断脐、灸囟之不得法，或抱持惊恐，乳哺寒温之乖其宜，致令噤口、脐风、锁肚、不乳等症，病患至此，亦难疗矣。故黄帝所称难者，别是一家调理耳。

---

① 胃为水谷……大源也：语本《素问·五脏别论》。
② 二十三：原缺，据底本目录补。

吾辈既任其责，当明生死之形候，察药性之寒温，探病患之浅深，小心翼翼以治之，慎勿学世人言七日内所患病症不治，故轻忽而弃之也。

胎　热

总括：三朝旬外月余见，目闭胞浮证可推。常作呻吟烦躁起，此为胎热定无疑。

胎热者，由儿降生之后，痰涎气急，眼闭目赤，眼胞浮肿，神困呵欠，呃呃作声，遍体壮热，小便赤，大便不通，时复惊烦。此因胎中受热，误服温剂，致令热蓄于内，熏蒸胎气也。宜先以木通散木通、大黄、甘草、车前、黄芩、赤茯、瞿麦、滑石、山栀与母服，小儿服地黄膏山栀一两半，绿豆粉一两半，粉草六钱，生地一两半，捣烂和蜜一两五钱，二味同放铜器内，煎成膏，入前药为丸，麦门冬汤送下，不可用凉药攻之，以致他病，乳母忌辛辣酒面。

胎　寒

总括：孩儿百日胎寒候，足曲难伸两手拳。口冷腹膨身战栗，昼啼不已夜嗞煎。

胎寒者，初生百日内，觉口冷腹痛，身起寒栗，时发战栗，曲足握拳，昼夜啼哭，或口噤不开。此因其母喜啖生冷瓜果，或胎前外感风寒暑湿，过服凉药，内伤胎气，致儿生后昏昏多睡，间或呗乳泻白。宜当归散当归、肉桂、川芎、干姜、甘草、香附、藁本、苍术，共为末，乳汁调服定其痛，白术散人参、白术、白茯、甘草、苡仁、桔梗、莲肉、砂仁、扁豆、山药养其胃，白芍药汤白芍、泽泻、薄荷、甘草、钩藤，姜水煎去寒湿，乳母宜忌口。

胎 黄

总括：小儿生下胎黄症，母感热毒传而成。急服犀角地黄汤，黄退身凉命可生。

胎黄者，生下遍体面目皆黄，状如金色，大便不通，小便如血。亦因其母受热而传于胎也，母子皆宜地黄汤花粉、生地、茵陈、泽泻、当归、赤芍、赤茯、猪苓、生甘草。有生下百日及半周，不因病而身黄者，此胃热也。若生下便黄者，胎疸也。经云：诸疸皆热，色深黄者是也，犀角散犀角、茵陈、升麻、生地、胆草、甘草、寒水石、天花粉主之。若淡黄兼白者，此胃怯也，白术散主之。

胎 惊

总括：胎惊亦是胎中得，产母乖常调理失。面泽目光犹可生，眉间黑色真太急。

胎惊者，因胎妇调摄乖常，母有所触，胎必感之。其候月内温肚翻眼，握拳噤口咬牙，身腰强直，涎沫呕吐，搐手惊啼，或颊赤面青，眼合。凡胎风眼合不可误作慢脾，妄用温药也，眉间黯黑者不治。以猪乳细研牛黄、麝香各少许调抹入口即愈矣。

锁肚者，由胎中受热，热毒壅盛，结于肛门，闭而不通，无复滋润故也。若第三日不通，急令妇人漱口，吸咂儿前后心并脐下手足心共七处，凡四五次。仍以轻粉五分，蜜少许，温水化开，时时将少许服之，以通为度。如有不通，即是肛门内合，当以金簪或玉簪刺入肛门二寸许，以苏合散少许纳入孔中，粪出为快也。若肚腹膨胀不能乳食，作呻吟声，一至七日，可保生也。

脐 风

总括：风邪早受入脐中，七日之间验吉凶。若见腹疼脐凸起，鸦声口撮是为风。

脐风者，谓断脐之后，被风寒水湿之气入于脐中，流入于脾，遂令肚腹胀满，脐肿，身体重着，四肢柔直，日夜多啼，不能吮乳，甚则发为风搐。若脐边青黑，撮口不开，是为内搐，爪甲黑者即死，宜千金龙胆汤主之甘草、白茯、钩藤、黄芩、白芍、桔梗、胆草、柴胡、大黄、蜣螂去翅足。

撮口者，由胎气挟热，风邪入脐，流毒心脾之经，故令舌弱唇青，聚口撮面，饮乳有防。若口出白沫而四肢冷者不可救药。其或肚胀青筋，吊肠卵疝，内气引痛，皆肠胃郁结不通致之，治法贵乎疏利。撮口最为急候，七日之内见之尤甚，以辰砂膏利之牙硝、辰砂、硼砂、全蝎、玄明、珍珠末、麝香，为末，用黑枣肉打成膏，每服一豆许，若惊用金银薄荷汤，潮热用甘草汤，月内儿令乳汁调敷乳上吃下**或用撮风散**赤脚蜈蚣一条去口，炙黄，朱砂、钩藤、僵蚕、全蝎尾各一钱，麝香少许为细末，竹沥调下一匙，凡脐风、撮口、噤口俱治。

撮风者，眼闭口噤，啼声渐小，舌上聚肉，如粟米状，吮乳不得，口吐白沫，大小便皆血，自满月一百二十日见此，名曰犯风噤，依法将护，防于未然。但有此症，急看儿上腭有点子，先以指甲刮破，次服辰砂全蝎散之类。如口噤不开，服诸药不效者，用生南星去皮脐，研极细末，龙脑少许合和，用指蘸生姜汁于大牙根上擦之，立开。凡脐风、撮口、噤风三者虽异，其受病之源则一也。大抵里气郁结，壅闭不通，并宜服淡豆豉汁，取下胎毒。《千金方》云：小儿初生，其气高盛，若有微患，即须下之。若不与下，则成大疾，难为疗矣①。紫霜丸量而与之代赭石、杏仁、赤石脂、巴豆。

补　遗

脐　突

婴儿生下旬余日，脐突光浮非大疾，秽水停中明所因，徐徐用药令消释。

脐突一症，非脐风也。盖因洗浴系脐不紧，秽水侵入于内，生后旬日外，脐忽光浮如吹，捻动微响，或夜卧惊啼，急用大黄、牡蛎各半两，焙为末，再以朴硝一钱杵匀均，用田螺浸水，调一钱或二钱，涂肿处即消。

脏　寒

手兼足冷面微青，腹痛肠鸣泄泻频，盖为生时感寒湿，夜多啼切日常轻。

脏寒一症，颇类胎寒，但手足稍冷，唇面微青，额汗不乳，至夜多啼，腹泻清水，只无口冷战栗之异，用药与胎寒同。

脉法二十四②

钱仲阳曰：小儿之脉，气不和则弦急，伤食则沉缓，虚惊则促急，风则浮，冷则沉细，脉乱者不治③。

《水镜诀》云：阴阳运合，男女成形，已分九窍四肢，乃生五脏六腑，别分既定，顺逆难明。若凭寸口之浮沉，必乃横亡于孩子。须明虎口，辨别三关，审详用药，始无差误。未至三

---

①　小儿初生……难为疗矣：语本《诸病源候论·卷之四十五》，非出自《千金方》。

②　二十四：原缺，据底本目录补。

③　小儿之脉……脉乱者不治：语本《小儿药证直诀·卷上》。

岁看虎口，食指第一节名风关，脉见为初病，易治；第二节名气关，脉见病深，难治；第三节名命关，脉见死，不治。三关青是四足惊，赤是水惊，黑是人惊，紫色泻痢，黄色雷惊，三关通度是极惊之症，必死。或青或红，有纹如线一直者，是乳食伤脾，必发惊热。左右一样者，是惊与积齐发。有三条或散，是肺生风痰，或是觔鰡声，有赤是伤寒及嗽，如红如火是泻，红黑相间主下痢，黑青多白痢赤痢，红多紫色相兼加渴，虎口脉纹乱，主胃气不和。青是惊与积，青黑发慢惊，脉入掌乃内钓，指纹曲里风盛，弯外食积①。此论三岁以上之法。若三岁以下，更用一指按高骨，乃分三关，定其息数，呼吸七八至为平脉，九至不安，十至危困。浮主风，沉迟主虚冷，实主有热，紧主癫痫，洪主热盛，沉缓主虚泻，微迟有积有虫，迟涩主胃脘不和，沉主乳食难化，沉细主乳食停滞，紧弦主腹中热痛，牢实主大便闭结。沉而数者骨中有热，弦长是肝膈有风，紧数乃惊风为患四肢掣颤，浮洪乃胃口有热，沉紧主腹中寒。有虚涩者，有气又主慢惊，芤主大便利血。四岁以下，用一指滚转，寻三部，以关为准；七八岁移指少许；九岁次第依三关部位寻取；十一二岁亦同；十四五岁依大方脉部位诊视。凡看脉先定浮沉迟数、阴阳冷热。沉迟为阴，浮数为阳，更兼看部位。青主惊风，白主虚泻，赤主痰热，黑色病深，黄主脾疳，以此相参察病疗治，庶无误也。

〔批〕以下形脉不可专执，以此投剂，然亦不可不知，故附诸名。以下俱参辨脉形施治也。

---

① 水镜诀……弯外食积：语本明代万全《万氏秘传片玉心书·卷三》。

流珠形

〔批〕流珠形只一点红色，在食指风关之侧。

主饮食所伤，内热欲吐，或肠鸣自利，烦躁啼哭，用助胃膏消饮食、分阴阳；若食消而病仍作，用香砂助胃膏以补脾胃。

环珠形

〔批〕环珠形比流珠形大。

主脾虚停食，胸膈胀满，烦渴发热。用五味异功散人参、白术、白茯、炙甘草、陈皮加山楂、枳实健脾消食，后用六君子汤人参、白术、白茯、半夏、陈皮、炙甘草调中养气。

长珠形

〔批〕长珠形圆长，以上非谓圈子，总皆红脉贯气之如此。

主脾伤，饮食积滞，肚腹作痛，寒热不食，先用大安丸消其积滞，次以异功散健其脾胃。

来蛇形

〔批〕来蛇形即是长珠散，一头大一头尖。

主脾胃湿热，中脘不利，干呕不食，此疳邪内作，先用四味肥儿丸治疳，后用四君子汤补脾人参、白术、白茯苓、炙甘草。

去蛇形

〔批〕去蛇亦如此，分上下朝，故曰来蛇去蛇。

主脾虚食积吐泻，烦渴气短喘急，不食困睡，先用六君子汤人参、白术、白茯、半夏、陈皮、炙甘草加枳实健脾消积，次以七味白术散调补脾胃。

弓反里形

〔批〕角弓反张向外为顺，向内为逆。

主感冒寒邪，哽气出气，惊悸倦恶，四肢稍冷，小便赤色，咳嗽吐涎，先用惺惺散助胃气、祛外邪，后以五味异功散加茯神、当归养心血、助胃气。若外邪既解而惊悸指冷，脾气受伤也，宜用七味白术散补之。若闷乱气粗，喘促哽气者难治，脾虚故也。

弓反外形

主痰热，心神恍惚，夹惊夹食，风痫痰盛，先以天麻防风丸祛外邪，次以五味异功散调中气。

铨①形

主风热生痰发搐，先用抱龙丸。如未应，用牛黄清心丸。若传于脾肺，或过用风痰之药，而见一切诸症者，专调补脾胃。

鱼骨形

主惊痰发热，先用抱龙丸治之。如未应，属肝火实热，少用抑青丸以清肝，随用六味丸以补肝。或发热少食，或痰盛发搐，乃肝木克脾土，用六君子汤加柴胡补脾土以制肝木。

水字形

主惊风食积，胸膈烦躁，顿闷少食，或夜啼痰盛，口噤搐搦，此脾胃虚弱，饮食积滞而木克土也。先用大安丸消导饮食，次以六君钩藤补中清肝。若已服消导化痰等剂而病不愈者，用四君子、升麻、柴胡、钩藤升补脾气，平制②肝木。

针　形

主心肝热极生风，惊悸烦闷，困倦不食，痰盛搐搦，先用

---

① 铨：同"枪"。
② 制：原作"致"，据文义改。

抱龙丸祛风化痰，次用六君子汤、钩藤平肝实脾。

透关射指形

主惊风，痰热聚于胸膈，乃脾肺亏损，痰邪乘聚，先用牛黄清心丸清脾肺化痰涎，次用六君子加桔梗、山药，补脾土益肺金。

透关射甲形

主惊风，肝木克制脾土之败症，急用六君、木香、钩藤、官桂温补脾土，未应即加附子以回阳气，多得生者。尝①闻古人云：小儿为芽儿，如草之芽，水之泡。盖因脏腑脆嫩，口不能言，最难投剂，当首视面色而知其属，次验虎口以辨其因，实为治法之简要也。

补　遗

半岁以下于额前眉端发际之间，以无名中食三指候之，儿头在左举右手，儿头在右举左手，食指在上，中指在中，无名在下。三指热，外感风，鼻塞咳嗽；三指冷，外感寒，内伤饮食，发热吐泻；食中热，主上热下冷；中名热，主夹惊；食指热，主食滞。

小儿乳哺宜慎择论二十五②

夫初生小儿藉乳为命，其乳哺之法不可不慎。盖乳者，荣血之所化也，故乳母尤宜谨节，饮食下咽，乳汁便通。情欲动中，乳汁便应，病气到乳汁必凝滞，儿得此乳，疾病立至。不吐则泻，不疮则疖，或为口糜，或为惊搐，或为夜啼，或为腹

---

①　尝：原作"当"，据沪影清抄本改。
②　二十五：原缺，据底本目录补。

痛。病之初来，其溺必甚少，便须询问端的，随症调治，母安则子安，可消患于未形也。故乳母夏不欲热，热则致吐逆；冬不欲寒，寒则致咳痢；母不欲怒，怒则上气癫狂；母不欲醉，醉则令身热腹痛。母方吐下而乳，则致虚羸；母有积热而乳，则变黄不能食；新房而乳，则瘦脊交颈不能行；新浴而乳，则发吐呃神困。伤热乳则泻黄，伤冷乳则泻青。冷热不调，停积胸膈，结为痰饮，遂成壮热。壮热不已，乃成惊痫。儿啼未定，遽以哺乳，气逆不消，因成乳癖。怀妊而乳，致令黄瘦，腹大，脚弱，名曰魃病。大抵乳哺不可太饱，故俗云：若要小儿安，须带三分饥与寒是也。

补　遗

不特乳要慎，而乳母亦要留心。凡乳母禀赋之厚薄，性情之缓急，骨相之坚脆，德性之善恶，儿能速省尤为关系。不知渐染既久，识性皆同，犹如接木之造化然也，故亦不可不择信哉。

护养法二十六①

巢氏曰：小儿初生，肌肤未实，宜用旧絮护其背，不可太暖。更宜数见风日，则血气刚强，肌肉致密。若藏于重帷密室，或厚衣过暖，则筋骨软脆，不任风寒，多易致②病。衣服当随寒热加减，但令背暖为佳，亦勿令汗出，恐表虚风邪易伤③。乳哺亦不宜过饱，若宿滞不化，用消乳丸治之。陈氏所

---

① 二十六：原缺，据底本目录补。
② 致：原作"至"，据文义改。
③ 小儿初生……恐表虚风邪易伤：语本《诸病源候论·卷之四十五》。

谓忍三分寒，吃七分饱，频揉肚，少洗浴。要肚暖，头凉，头脑凉，皆至论也。须令乳母预慎七情六淫，厚味炙煿，则乳汁清宁，儿不致疾，否则阴阳偏胜，血气沸腾，乳汁败坏，必生诸症。若屡用药饵，则脏腑阴损，多变败症，可不慎欤！大抵保婴之法，未病则调治乳母，既病则审治婴儿，亦必兼治其母为善。

消乳丸

砂仁　陈皮　三棱　蓬术　神曲　麦芽　香附

变蒸二十七①

巢氏曰：小儿变蒸者，以长气血也，变者上气，蒸者体热②。仲阳云：变者，易也。又云：变蒸者，自内而长，自下而上，又身热，故每变毕即觉性情有异于前，何者？长生脏腑意智故也。何谓三十二日长骨肉、添精神？人有三百六十五骨，以象天数，以应期岁，以分十二经络。自初生至三十二日，一变生癸，属足少阴经，肾藏精与志。六十四日，二变一蒸生壬，属足太阳经膀胱腑，其发耳与骺冷，肾与膀胱合，俱主于水。天一生水，地六成之。至九十六日，三变生丁，属手少阴经，心藏神，其性为喜。至一百二十八日，四变二蒸生丙，属手太阳经小肠腑，其发汗出而微惊，心与小肠合为火。地二生火，天七成之。至一百六十日，五变生乙，属足厥阴经，肝藏魂喜哭。至一百九十二日，六变三蒸生甲，属足少阳经胆腑，其发目不闭而赤，肝与胆合主木。天三生木，地八成之。至二百二

---

① 二十七：原缺，据底本目录补。
② 小儿变蒸者蒸者体热：语出《诸病源候论·卷之四十五》。

十四日，七变生辛，属手太阴经，肺藏魄。至二百五十六日，八变四蒸生庚，属手阳明经大肠腑，其发肤热而汗，或不汗，肺与大肠合主金。地四生金，天九成之。至二百八十八日，九变生己，属足太阴经，脾藏意与智。至三百二十日，十变五蒸生戊，属足阳明经胃腑，其发不食，腹痛而吐乳，脾与胃合主土。天五生土，地十成之。又手厥阴经心包络为脏，手少阳经三焦为腑，此一脏一腑俱无状，故不变而不蒸也。前十变五蒸，乃天地之数以生成之。此后如生齿能言，知喜怒，故云始全也。太仓云：气入四肢，长碎骨于十变，后六十四日为一大蒸，计三百八十四日，长其经络，手受血故能持物，足受血故能行立。经云：变且蒸，谓变毕而足一岁之日有余也。师曰：不汗而热者发其汗，大吐者微止，不可别治①。又六十四日为二大蒸，计四百四十八日。又六十四日为三大蒸，计五百十二日，至五百七十六日，变蒸既毕，儿乃成人也。变者，生五脏也；蒸者，养六腑也。变者上气，蒸者体热。每经一变一蒸，情态即异，轻则发热微汗，其状似惊；重则壮热，脉乱而数，或汗或吐，或烦啼躁渴。轻者五六日解，重者七八日解，其候与伤寒相似。亦有变蒸之余，续感寒邪者，但变蒸则耳冷骹冷，上唇发泡如浊珠。若寒邪搏之，则寒热交争，腹中作痛而啼叫之声日夜不绝。变者，易也。蒸于肝，则目眩微赤；蒸于肺，则嚏嗽毛耸。凡五脏六腑、筋脉骨节，循环各有证应，其治法平和者，微表之；实热者，微利之，可服紫霜丸代赭石醋煅、赤石脂二两，杏仁五十粒，巴豆三十粒去油心，蒸饼和丸，每服三五丸，米汤下，黑散子麻黄、大黄、杏仁，柴胡汤人参三钱，甘草二钱，

---

① 变者易也……不可别治：语本《小儿药证直诀·卷上》。

防风一钱，麦冬二钱，胆草一钱，柴胡五分。有寒无热并吐泻不乳多啼者，当归散当归二钱，木香、甘草、肉桂、人参各一钱，调气散木香、香附、人参、陈皮、茴香、甘草主之。变蒸之外，小儿体貌情态自然平和，大抵人得中和之道，以为纯粹，阴阳得所，刚柔兼济。气血和而百脉顺，所以心智益通，精神俱备，脏腑充实，形体固壮，齿细发黑，声洪睡稳，此乃受气充足，禀性得中而无疾耳。前症盖小儿所不免者，虽勿药亦可也。前药峻厉，非惟脏腑不胜，抑且反伤气血。余尝①见一小儿，至一变发热有痰，投抱龙丸一粒，卒至不救，观此可验，慎之！其有不热不惊，略无症候而暗变者，盖受胎气壮实故也。

论五脏虚实所主②二十八③

钱氏曰：心主惊，实则叫哭发热，饮水而搐；虚则困卧，悸动不安④。心痛多叫，足手动摇，惊悸。心气热则心胸亦热，欲言不能，而有就凉之意，故合面而卧。心热，视其睡中口气温或合面睡，及上窜摇头咬牙，皆心热也，导赤散生地、木通、生甘草主之。心实则气上下滞，合卧则气不通，故喜仰卧，则气得上下通也，泻心汤黄连一两，为末，水调，每服五分主之。

肝主风，实则目直大叫，呵欠项急烦闷；虚则咬牙呵

---

① 尝：原作"常"，据文义改。
② 论五脏虚实所主：全篇出自《玉机微义·卷五十》。
③ 二十八：原缺，据底本目录补。
④ 心主惊……悸动不安：语本《小儿药证直诀·卷上》。

欠①。气实则外生风，气温则内生风。肝热则手寻衣领及乱捻物。肝有风则目连劄不搐，得心热则搐。治肝泻青丸_{当归、胆草、川芎、羌活、大黄、山栀}；治心导赤散。肝热甚，目反张直而搐，治与有风同。凡病或新或久，皆因肝生风，风动而止于头目连劄也。若热入目，牵其筋脉，两眦俱紧，不能转视，故目直也。若得心热则搐，以其子母俱有实热，风火相搏故也。

洁古曰：肝主谋勇，热则寻衣捻物，目连劄，直视不能转视，或极则身反强直，皆实热也。目者，肝之窍，肝属木，木性急，故如此也。

钱氏曰：脾主困，病则困睡，泄泻，不思乳食。实则困睡，身热，饮水；虚则吐泻生风②。

钱氏曰：肺主喘，实则闷乱喘促，有饮水者，有不饮水者；虚则哽，常气出③。肺热手掐眉目鼻面，肺盛复有风冷，胸满气短，气急则喘嗽上气，先当散肺热，后散风冷。肺只伤寒则不胸满，肺虚热，唇深红色，治之散虚热。肺脏怯，唇白色，当补。若闷乱气粗，喘促哽气者难治，肺虚损故也。脾肺病久则虚而唇白。脾者肺之母也，母子皆虚不能相营，故曰怯。肺主唇，唇白而泽者吉，白如枯骨者死。

洁古云：肺主气，温则壮热，饮水喘闷，鼻干燥，手扪眉面，泻白散_{桑皮、甘草、地骨皮}主之。胸满短气，气急喘嗽上气，皆是肺气有余，复感风邪之所伤，谓之微邪，先泻而后散之。

---

① 肝主风……虚则咬牙呵欠：语出《小儿药证直诀·卷上》。
② 脾主困……虚则吐泻生风：语本《小儿药证直诀·卷上》。
③ 肺主喘……常气出：语本《小儿药证直诀·卷上》。

钱氏曰：肾主虚，无实也。惟疮疹，肾实则为黑陷①。肾虚儿本虚怯，由胎气不成则神不足，目中白睛多，其囟即自解开也，面色㿠白，此皆难养，不过八八之数。若恣色欲多不及四旬而亡，或有因病而致肾虚者非也。又肾气不足则下窜，盖骨重则惟欲下坠而缩身也。肾，水阴也，肾虚则畏明，宜补之。

洁古曰：下窜者，肾气不足，两足热，不喜衣覆足。然此者，脐以下皆肾之所主，缘心气下行于肾部也，此乃肾不足而心有余，宜地黄丸主之熟地、山茱萸、泽泻、白茯、牡丹皮、山药。

论五脏相胜之邪②二十九③

钱氏曰：肝脏病见秋，木旺，肝强胜肺也，宜补肺泻肝，轻者肝病退，重者唇白而死。

肺病见春，金旺，肺强胜肝，当泻肺，轻者肺病退，重者目淡青，必发惊，更有赤者，当发搐为肝怯，当目淡青色也。

心病见冬，火旺，心强胜肾，当补肾治心，轻者心病退，重者下窜不语，肾虚怯也。

肾病见夏，水胜火，肾胜心也，当泻肾，轻者肾病退，重者悸动当搐也。

脾病见四时，皆仿此治之。顺者易治，逆者难治。脾怯面目赤黄，五脏相反，随症治之④。

---

① 肾主虚……则为黑陷：语出《小儿药证直诀·卷上》。
② 论五脏相胜之邪：全篇出自《玉机微义·卷五十》。
③ 二十九：原缺，据底本目录补。
④ 钱氏曰……随症治之：语本《小儿药证直诀·卷上》。

如肺病又见肝症，咬牙多呵欠者易治，肝虚不胜肺故也。若目直大叫哭，项急烦闷者难治。盖肺病久则虚冷，肝强实而反胜肺也。视病之邪久虚实，虚则补母，实则泻子。

洁古曰：肝胜肺则肝病，身热发搐。又曰：肺虚喘而气短，病见于申酉戌时，是肝真强也。《内经》曰：受所制而不能制，谓之真强，法当补脾肺而泻肝，导赤散生地、木通、生甘草，泻黄散藿香、山栀、防风、甘草、石膏主之。

按：刘宗厚云：此皆五脏相胜，病机不离五行生克制化之理者。盖小儿初生襁褓，未有七情六欲，只是形体脆弱，血气未定，脏腑精神未完，所以有脏气虚实胜乘之病。但世俗不审此理，往往遇是卒指为外感内伤而用药，致枉死者多矣。矧刘氏论脱略，幸而洁古补之，今特参附，诚所谓无穷之惠也。

论五脏子母实虚鬼贼微正①三十②

洁古曰：在前来者为实邪，子能令母实，拒贼伤于母，其子又引母所克妻来相助，故曰实邪也；在后来者为虚邪，母引子之鬼贼至，由母能使子虚也。《内经》曰：母能令子虚、子能令母实，正此之谓也。

妻来乘夫为微邪，夫来乘妻为贼邪，法当泻鬼补本脏。本脏自病为正邪，当虚则补之，实则泻之。《内经》曰：滋苗者必固其根，伐下者必枯其上。逆其根，伐其本，则败其真矣！

按：刘宗厚云：此五行生克之通论也，义见《难经·五十难》及后《五脏补泻治要论》，宜参考之。

---

① 论五脏子母实虚鬼贼微正：全篇出自《玉机微义·卷五十》。
② 三十：原缺，据底本目录补。

论五脏补泻之法①三十一②

洁古曰：心主热，自病或大热，泻心汤主之黄连一两，为末，水调三分服。实则烦热，黄连泻心汤主之；虚则惊悸，生犀散主之犀角、干葛、赤芍、柴胡、甘草、地骨皮。

肺乘心为微邪，喘而壮热，泻白散主之桑白皮、甘草、地骨皮。

肝乘心为虚邪，风热，煎大青膏大黄、青黛、天麻、白附、朱砂、麝香、蝎尾、乌梢蛇、天竺黄，下大青丸。

脾乘心为实邪，泻利身热，泻黄散主之藿香、山栀、甘草、防风、石膏。

肾乘心为贼邪，恐怖恶寒，安神丸主之白茯、山药、寒水石、炙甘草、麦冬、朱砂、马牙硝。

按：刘宗厚云：乘者犹乘车之乘。大抵五脏之病相乘伏匿，隐显莫测。以上但言本病乘胜之道，故以五脏治要附于下，宜参考焉。

凡心脏得病，必先调治其肝肾两脏，肾者心之鬼，肝者心之母，肝气通则心气和，肝气滞则心气逆，此心病先求于肝，清其源也。五脏受病必先传于所胜，水能胜火，则肾之受邪，必先传于心，故先治其肾，逐其邪也，故当退肾气、抑肝气，或诊其脉，肝肾两脏俱和而心自生疾，然后审其心家虚实治之。

肺主燥，自病则喘嗽，燥则润之，实则喘而气盛，泻白散主之；虚则喘而少气，先益黄散陈皮、诃子、甘草、青皮、丁香，

---

① 论五脏补泻之法：全篇出自《玉机微义·卷五十》。

② 三十一：原缺，据底本目录补。

后用乌胶散_{阿胶、甘草、大力子、兜铃、杏仁、大米。}

心乘肺为贼邪，热而喘嗽，先地黄丸_{熟地、山药、丹皮、赤}茯、泽泻、茱萸，中导赤散_{生地、生甘草、木通、赤茯、黄芩}，后乌胶散。

肝乘肺为微邪，恶风眩冒，昏愦而嗽，羌活膏主之。

肾乘肺为实邪，增寒，嗽清利，百部丸主之_{百部、麻黄、}杏仁。

脾乘肺为虚邪，体重，吐痰。泄泻，参苓白术散_{人参、白}术、白茯、甘草、桔梗、砂仁、苡仁、扁豆、山药。

凡肺之得病，先观心之虚实。若心火炎上铄金，即当先抑心气，后吃肺药；若心气和，则更看脾脉，若脾气虚冷，即不能相生，而肺家生气不足，则风邪易感，故患肺寒者，皆脾虚得之。若脾气实盛则亦痞膈中焦，而大肠与肺表里不能相通。夫中焦热膈则肺、大肠不通，其热毒之气必上蒸于肺而生痰，故患肺热者多脾实得之。心气盛者泻之，脾气虚者益之，脾气实者通之，然后随其肺之寒热以治之，故有益心气、益脾气、通脾气三药。若诊其脉气，心脾两脏俱和而肺自生疾，则但察肺家虚实治之。

肝主风，自病则风搐拘急。肝苦急，急食甘以缓之，佐以酸苦，以辛散之。实则风搐力大，泻青丸主之_{当归、胆草、川}芎、大黄、羌活、防风、山栀；虚则风搐力少，地黄丸主之。

心乘肝为实邪，壮热而搐，利惊丸主之_{胆草、防风、青黛、}芦荟、樟脑、南星、钩藤、牙硝、铁粉、麝香。

肺乘肝为贼邪，气盛则前伸，呵欠微搐，法当泻肺，先补本脏。补肝，地黄丸主之；泻肺①，泻白散主之。

脾乘肝为微邪，多睡体重而搐，当先定搐，泻青丸主之。搐止再见后症，则别立治法。

肾乘肝为虚邪，增寒呵欠而搐，羌活膏主之。

凡肝得病，必先察其肺肾两脏，根其病之所起，方可治疗。然肾者肝之母，金者木之贼，今肝之得病，若非肾水之不能相生，必是肺金之鬼来攻击，不得不详审。故其来在肺，先治其肺，攻其鬼也；其来在肾，先补其肾，滋其根也，然后审其肝家虚实而治。

脾主湿，自病则泄泻，多睡，体重昏倦。脾苦湿，急食苦以燥之，实则泄泻赤黄，睡不露睛，白术散主之。

肝乘脾为贼邪，风泻而吐，茯苓半夏汤主之。

心乘脾为虚邪，壮热体重而泻，羌活黄芩甘草苍术汤主之。

肺乘脾为实邪，能食不大便而呕嗽，煎槟榔大黄汤，下葶苈丸。

肾乘脾为微邪，恶寒泄泻，理中汤之类人参、白术、干姜、甘草。

凡脾之得病，先察其肝心两脏之虚实，根其病之所起，然后救疗。盖肝是脾之鬼，心是脾之母，肝气盛则鬼胜，心气亏则脾家生气不足，盛者抑之则退，亏者益之不乏，所以有抑肝气、益心气两法。若诊其脉，肝心两脏俱和，则是脾自生病，察其虚实而治之。

肾主寒，自病则足胫寒而逆。人之五脏惟肾无实，小儿痘疹变黑陷，则是肾实，水克退心火，是以水能制火也。

---

① 肺：原作"肝"，据文义改。

心乘肾为微邪，内热不恶寒，桂枝汤主之桂枝、白芍、甘草。

肺乘肾为实邪，拘急，气搐，身寒，理中汤主之。

脾乘肾为贼邪，体重，泄泻，身寒，理中丸主之白术、干姜、甘草。

肝乘肾为虚邪，喘嗽，皮涩，身寒，百部丸主之百部、麻黄、杏仁。

本脏虚弱是自己正令不行，乃鬼贼所克害，当补本脏之正气。假令肺病喘嗽时，于初春见之法当补肾，见于夏救肺，见于秋泻肺，见于冬补心泻本脏，乃名寒嗽。大抵五脏各有本位，即气盛，不可更补，到所克位不可更泻。

又按：刘氏云，五行之间惟有肾之一脏，母盛而子反受邪，而物之性有不可一概论者，肺肾是也。何则？肺属金，应于皮毛，所主者气。肾属水，主于骨髓，所藏者精。气之轻浮，能上而不能下；精之沉重，能下而不能上，此物性之自然。今肺之盛，盖热之作也。气得热则上蒸于肺，不能下生于肾而肾受邪矣，急食凉药解之，使脏气温和，自能下生于肾，此肾必先求之于肺。若肺和而肾忽然受病者，不过脾之湿，相刑于肾而生病，所以有解肺热、去脾邪两药。若脾肺两脏俱和而肾自生病，亦察其本脏虚实而治之。

五脏伏敌喜伤主病三十二①

心所伏者肾，所敌在肺，所喜者苦，所伤者咸卤，应三变八蒸之脏。和则性情悦乐；疾主惊痫恐悸，虚躁啼叫，谵语狂烦，口角流涎，痘主红斑。

肝所伏者肺，所敌在脾，所喜者酸，所伤者辛辣，应初变

---

① 三十二：原缺，据底本目录补。

六蒸之脏。和则魄壮意智生；疾主风痰搐搦，眼目肿赤痛疼，痘主水泡。

肺所伏者心，所敌在肝，所喜者辣，所伤者焦苦，应三变七蒸之脏。和则喜欢，气爽神清魂强；疾主喘满，咳嗽，伤寒，作虚痰壅盛，痘主脓泡。

脾所伏者肝，所敌在肾，所喜者甜，所伤者酸馊，应四变九蒸之脏。和则消谷气、美饮食；疾主呕哕，疳积，虚痢痞癖，潮热不思乳食，痘主有疹。

肾所伏者脾，所敌在心，所喜者咸，所伤者甜甘，应五变十蒸之脏。和则行坐嬉戏笑语；疾主崩沙黑齿，截齿咬牙，聤耳脓汁，痘主黑陷。

五脏气绝症三十三①

《全幼心鉴》②云：凡小儿囟肿囟陷，汗出不流，如珠如油，舒舌出口，舌肿发惊，泻黑黯血，发直如麻，皮肤无血色，此心绝也，并壬癸日死。

头重，啼哭无泪及病不哭下泪，爪甲青黑，眼深如陷，舌卷囊缩，发搐目斜连唇口动，手如抱头之状，或脚面直。《素问》云：其华在爪，其充在筋，肝绝也，并庚辛日死。

人中满人中黑，唇焦枯燥，唇干紫黑，唇不盖齿，血肿尿血，舌缩或卷，鼻孔开张，齿噤，冷汗如油，撮口如囊，面如土色，四肢逆冷，如湿石之状，吃乳不收，泻粪赤黑，脾绝也，并甲乙日死。

---

① 三十三：原缺，据底本目录补。
② 全幼心鉴：明代寇平撰。

　　有热咽汤水并药食，喉中鸣，是胃脘直不能荫肺，此症医书少有盖略，曾试之有验，并死不治。

　　目直青鲜，气喘不回，吃食噎嗽，痰涎塞口，喉中鸣响，鼻塞不通，鼻干黑燥，肺胀胃膈，头汗四肢冷，此肺绝也，并丙丁日死。

　　面黑神昏，眼黑睛肿，目无光彩，耳轮青黄焦枯，疳齿，落发疏黄燥，皮肤黑燥，惊风，咬乳戛齿，泄屁，黑色绕口，此肾绝也，并戊己日死。

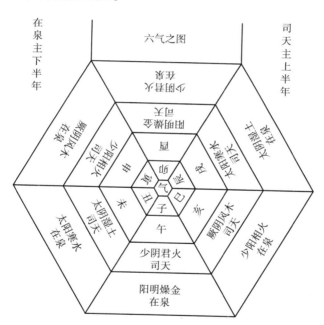

　　子午卯酉年少阴君火、阳明燥金，司天，在泉，宜清之。

　　辰戌丑未年太阴湿土、太阳寒水，司天，在泉，宜温之。

　　寅申巳亥年少阳相火、厥阴风木，司天，在泉，宜凉剂以解之。

　　地支十二配合则为六气。

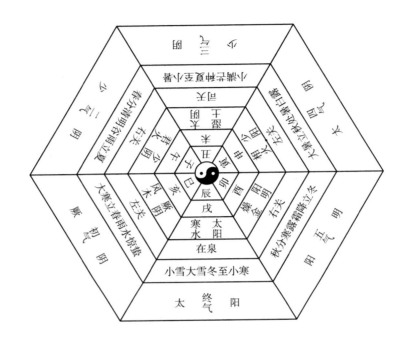

　　大寒木运始行初，清明前三火运居，芒种后三土运是，立秋后六金运推，立冬后九水运伏，周而复始万年知。

　　大寒厥阴气之初，春分君火二之隅，小满少阳分三气，太阴大暑四相呼，秋分阳明五之位，太阳小雪六之余。

运气总论

　　太极肇分而有阴阳。夫阴阳者，天地之道也，万物之纲纪，变化之父母，生杀之本始，神明之府也。故物生谓之化，物极谓之变，阴阳不测为之神。然天地者，万物之上下也；左右者，阴阳之道路也；水火者，阴阳之征兆也；金木者，生成之始终也。阴阳五行流为十干五化之运，寒暑燥湿风火之气，周流天地间而为万物之源，人则禀其精而囿于两间，所以其五脏六腑，以应五运六气之数也。五运者，金木水火土也；六气者，风寒暑湿燥火也。圣人仰观五天云色，天干取运，地支取气。天干有十，配合则为五运；地支十二，对冲则为六气。所以然者，天有阴阳，地亦有阴阳。天以阳生阴长，地以阳杀阴藏。阳中有阴，阴中有阳。人在气交之中，身半以上，天之分也，天气主之；身半以下，地之分也，地气主之。其生五，其气三，三而成天，三而成地，三而成人，三而三之则为九，九九制会，故生九窍九脏而应子也。天有三百六十五日，人有三百六十五骨节。天有五行御五位，以生寒暑燥湿风；人有五脏化五气，以生喜怒忧思恐。在天为玄，玄生神；在人为道，道生智；在地为化，化生五味。神在天为风，在地为木，在人为怒；神在天为热，在地为火，在人为喜；神在天为湿，在地为土，在人为思；神在天为燥，在地为金，在人为忧；神在天为寒，在地为水，在人为恐。寒暑五气更立，各有所先，非其位则邪，当其位则正。阴阳之神不可得而见也，支干之迹可得而求之也。天气始于甲，地气始于子，天地相合则为甲子，故甲子者干支之始也。天气终于癸，地气终于亥，天地相合则为癸亥，故癸亥者干支之末也。阴阳相间，刚柔相须，是以甲子之后，乙丑继之；壬戌之后，癸亥继之，三十年为一纪，六十年为一周。有主运焉，有客运焉，有主气焉，有客气焉。主运主气，万载不易；客运客气，每运递迁。自天干兄弟次序言之，甲乙东方木也，丙丁南方火也，戊己中央土也，庚辛西方金也，壬癸北方水也。故木为初之运，火为第二运，土为第三运，金为第四运，水为第五运，此主运也。自其夫妇配合言之，甲与己合而化土，乙与庚合而化金，丙与辛合而化水，丁与壬合而化木，戊与癸合而化火。故甲己之岁，土运统之；乙庚之岁，金运统之；丙辛之岁，水运统之；丁壬之岁，木运统之；戊癸之岁，火运统之，此客运也。假如甲己年为土运，初之运即土也，土生金，二之运即金也；金生水，三之运即水也；水生木，四之运即木也；木生火，五之运即火也。每一运各主七十二日零五刻，此天干在上为阳，所以主乎运也。又以地支循环次序言之，寅卯属春木也，巳午属夏火也，辰戌丑未属四季土也，申酉属秋金也，亥子属冬水也。故风为初之气，火为二之气，暑为三之气，湿为四之气，燥为五之气，寒为终之气，此主气也。自其对冲定位言之，子对午而为少阴君火，丑对未而为太阴湿土，寅对申而为少阳相火，卯对酉而为阳明燥金，辰对戌而为太阳寒水，巳对亥而为厥阴风木。故子午之岁君火主之，丑未之岁湿土主之，寅申之岁相火主之，卯酉之岁燥金主之，辰戌之岁寒水主之，巳亥之岁风木主之，此客气也。假令子午少阴君火司天，阳明燥金司地，上者右行，太阴湿土为天之左间，厥阴风木为天之右间，所以面南而定其位。下者左行，太阳寒水为地之左间，少阳相火为地之右间，所以面北而命其位也。一气在上，一气在下，二气在左，二气在右。地之左间为初之气，天之右间为二之气，司天为三之气，天之左间为四之气，地之右间为五之气，司地为终之气。每一岁主旺六十日八十七刻半有奇，此地支在下为阴，所以主乎气也。然客运之流行也，有太过焉，有不及焉。太过之年，甲丙戊庚壬，五阳干也；不及之年，乙丁己辛癸，五阴干也。太过其至大寒前十三日交，名曰先天；不及其至后大寒十三日交，名曰后天；平气之年正大寒日交，名曰齐天。客气之升降也，有正化焉，有对化焉。正化之岁，谓午未申酉辰亥之年也；对化之岁，谓子丑寅卯戌巳之年也。正化者，令之实，从本，其数生；对化者，令之虚，从标，其数成。假令甲子年，甲为土运，统主一年，子为君火，专司一岁。一纪三百六十五日零二十五刻，正合乎周天三百六十五度四分度之一也。一期之中，主运以位，而相次于下；客运以气，而周流于上。客气加于主运之上，主运临于客气之下，天时所以不齐，民病所以由生也。六甲年，土运太过则雨湿流行，湿病乃生，肾水受邪，治当除湿以补肾。六己年，土运不及则木气乘旺，反见风化，风病乃行，治当益脾以平木。六丙年，水运太过则寒气大行，寒病乃生，心火受邪，治当逐寒以补心。六辛年，水运不及则土气乘旺，反见湿化，湿病乃行，治当补肾以除湿。六戊年，火运太过则热气大行，热病乃生，肺金受邪，治当降火以补肺。六癸年，火运不及则水气乘旺，反见寒化，寒病乃行，治当补心以逐寒。六庚年，金运太过则燥气流行，燥病乃生，肝木受邪，治当清燥以补肝。六乙年，金运不及则火气乘旺，反见热化，热病乃行，治当清肺以降火。六壬年，木运太过则风气大行，风病乃生，脾土受邪，治当平木以补脾。六丁年，木运不及则金气乘旺，反见燥化，燥病乃行，治当补肝以清燥，此客运之治法也。太阳寒水，治宜辛热；阳明燥金，治宜苦温；少阳相火，治宜咸寒；太阴湿土，治宜苦热；少阴君火，治宜咸寒；厥阴风木，治宜辛凉，此六气之治法也。然运气之所以有变者，气相得则和，不相得则病。又有相得而病者，以下临上，不当位也。五行相生者为相得，相克者为不相得。上临下为顺，下临上为逆；司天克运则顺，运克司天则逆；气克运则顺，运克气则逆。运气相同曰天符，天气生运曰顺化，天气克运曰天刑，运生天气曰小逆，运克天气曰不和，运临本气之位曰岁会天符，岁会相合曰太乙天符，运与四孟月相同曰支德符，运与交司日相合曰干德符。太过之运加地气曰同天符，不及之运加地气曰同岁会。大要阳年先天时化，则己强而以气胜实，故不胜者受邪。阴年后天时化，则己弱而以气休衰，故胜己者来克。被克之后，必待时而复也。行复于所胜，则己不可前，故待得时，则子当旺，然后子为母复仇也。经曰：亢则害承乃制，制则生化，外列盛衰；害则败乱，生化大病。又曰：有余而往，不足随之；不足而往，有余从之。知迎知随，气可与期。又曰：出入废，则神机灭绝；升降息，则气立孤危。故非出入，则无以生长壮老已；非升①降，则无以生长化收藏，是以升降出入，无器不有。四者长守，反之则灾害至矣。虽然顺逆灾害，尽皆天之气运所为也。地在人之下，大气举之也。天六动而不息，地五静而有守。推之历日，依节交气，常为每岁之主气。又曰：地气若司天在泉，左右间轮行而居，主气之上者，曰天气客气也。客气乃行岁中天命主气，主奉行客气之天而已。客胜主则从，主胜客则逆，二者有胜而无复矣。经曰：先立其年，以明其气。每年先立运气，审其太过不及，然后以地之主气为本，天之客气加临上为标，以求六化之变，如气之胜也。微者随之，甚者制之，气之复也。和者平之，暴者夺之，皆随胜气，安其屈伏，以平为期。抑考褚氏有曰：大尧作甲子，隶首作数志，岁月日时远近，故以当年为甲子岁，冬至为甲子月，朔为甲子日，夜半为甲子时。积一十百千万，亦有条而不紊，皆人所为也。人婴异气，疾难预拟，吾未见其是也，吁此一偏之见也。不知天时，非凡夫可度。人生资大化，有生明堂。诗曰：甲胆乙肝丙小肠，丁心戊胃己脾乡，庚属大肠辛②属肺，壬属膀胱癸肾藏，三焦亦向壬宫寄，

---

① 升：原作"生"，据文义改。
② 辛：原作"心"，据文义改。

包络同归入癸方。又云：肺寅大卯胃辰经，脾巳心午小未中，申膀酉肾心胞戌，亥三子胆丑肝通。观此二诗，则天地人身无时不相流通，故一气不合不能生化。天有六气，人有三阴阳而上奉之，脏为阴而其数奇，以应五运，盖五行质具于地，而气则上行于天也；腑为阳而其数偶，以应六气，盖六淫虽降于天，而势必充于地也。子午为天地之中，正君火位焉，手少阴心、足少阴肾居之。辰戌为七政之魁，正寒水位焉，手太阳小肠、足太阳膀胱居之。然火从水化，水随肾至，故少阴为脏位，与太阳隔而气相合为腑也。丑未为归藏之标，本湿土位焉，足太阴脾、手太阴肺居之。卯酉为日月之道路，燥金位焉，足阳明胃、手阳明大肠居之。然子随母居，土旺金盛，故太阴为脏位，与阳明隔而气相合为腑也。巳亥为天地之门户，风木位焉，足厥阴肝、手厥阴心胞络居之。寅申握生化之始终，相火位焉，足少阳胆、手少阳三焦居之。然相火寄与肝肾，胆者肝之府，心包络者肾之配，故厥阴为脏位，与少阳隔而气相合为府也。南政三阳司天，则皆寸不应，三阴在泉，则皆尺不应；北政三阳司天，则皆尺不应，三阴在泉，则皆寸不应，不应者皆为沉脉也。由此观之，经络脏腑，病脉药治，无非运气之所为也。非祗一岁也，虽一时一刻之短，而五行之气莫不存；此特一物也，虽一毫一芒之细，而五行之化莫不载。上达于天，则有五星倍减之应；下推于地，则有草木虫育之验。奈不知医之源者，全然不识运气为何物，不知医之变者，又泥时执铃方以害人。要之，有在天之运气，有在人之运气。天时胜，则舍人之病，而从天之时；人病胜，则舍天之时，而从人之病。张子和曰：病如不是当年气，看与何年运气同，只向其年求治法，方知都在至真中。扁鹊曰：阴淫寒疾，阳淫热疾，风淫末疾，晦淫惑疾，明淫心疾，雨淫腹疾。经曰：必先岁气，毋伐天和。又曰：不知年之所加，气之盛衰，不可以为功，学者合而观之，更精于脉症，乃自得之。噫！儒之道，博约而已矣；医之道，运气而已矣，学者可不由此入门而求其蕴奥耶？

校注后记

一、作者简介与版本现状

《幼科折衷》二卷，儿科著作，明代秦昌遇所撰。昌遇，字景明，上海松江人，生卒年不详。清康熙十六年（1677），秦昌遇侄孙秦皇士刊印其遗著《症因脉治》，在该书自序有云：明末崇祯辛巳（1641），秦氏已近晚年，约六十余岁。据此推测秦昌遇应为16世纪末期到17世纪中期之人。秦氏精通方脉，尤其精于幼科，在张栋作序的乾隆本谓其"为吾郡之神医，在济人每多神妙，起沉疴于既毙，拯童稚于垂危"。他因虑"幼科诸书，非偏寒偏热之误，便喜补喜泻之殊，故借而折衷之"，遂以"折衷"名书，可谓是儿科学中具有代表性的医家之一。

《幼科折衷》原书无刻本，张栋在清乾隆本序中曰："是编未经刊刻，盖欲藏之枕中永为自得之，秘不轻示人之意深矣。迨后亲炙其门者固请至再，始得寓目，互相争录，鲁鱼亥豕亦弗顾也。"现存的抄本都集中在清代和民国时期，暂未发现明代抄本。因该书无刻本，故难以推测原书概貌。且抄本经诸多医家传抄后，内容详略、体例、字体和装订等都相距甚远，无法辨认各抄本间的相互关系，更无法辨认哪些版本接近原抄本原貌。

现存《幼科折衷》版本馆藏状况如下：①上海图书馆馆藏的清乾隆年间抄本。②上海古籍书店精藏的清影印本。③上海中医药大学图书馆馆藏的远志精舍抄本。④中国中医科学院图书馆馆藏的几种清代抄本，及一些自称为清代抄本，但书中并未提及也无法辨认抄写年代的抄本。⑤南京中医药大学图书馆馆藏的清光绪八年康斯勤抄本。⑥上海中医药大学、福建中医药大学等图书馆馆藏的 1980 年上海古籍书店复印的精藏清抄本。

对《幼科折衷》抄本的内容、编排、保存情况等进行考察发现：其内容详略不等，体例和编排不一，各本之间内容相距甚远，很多抄本已经虫蛀、残缺。编排较整齐，馆藏较好，内容整齐完整，字迹清楚的抄本有福建中医药大学图书馆、上海中医药大学等地馆藏的 1980 年上海古籍书店复印的精藏清抄本；南京中医药大学图书馆馆藏的清光绪八年康斯勤抄本；中国中医科学院图书馆馆藏的清代抄本；上海图书馆馆藏的清乾隆年间抄本。其中以中国中医科学院图书馆馆藏的清代抄本为善本，其字迹工整，保存完好，书中内容清晰易辨认。上海图书馆馆藏的清乾隆年间抄本内容较丰富，保存尚可，稍有虫蛀，但该书几经医家校注，内容繁杂，校注者的行文与原文行文很难辨认区分。福建中医药大学、上海中医药大学等图书馆馆藏的 1980 年上海古籍书店复印的精藏清抄本为复制品，无法考证复制过程中有无改变原书原貌。南京中医药大学图书馆馆藏的清光绪八年康斯勤抄本为大字书，该书字数较少，内容较其他抄本明显简略，且很多地方虫蛀字迹无法辨认。

故本次整理，以中国中医科学院图书馆收藏的清代抄本《幼科折衷》作为底本，以 1980 年沪影清抄本为主校本，南京中医药大学清光绪八年康斯勤手抄本及上海图书馆的乾隆抄本作为参校本，进行点校整理。

1986 年 8 月，俞景茂先生将 1980 年上海古籍书店精藏本《秦氏幼科折衷》复印之本作为底本，对其进行了详细的点校整理，并由中医古籍出版社出版，此次整理也参阅和借鉴了俞景茂先生的点校本，在此对俞老表示衷心的感谢。

二、学术思想

《幼科折衷》汇聚了秦氏一生对儿科理论的认识和行医经验的总结。针对儿科领域的学派之争，各派医家对儿科疾病的论治有偏寒、偏热、偏补、偏泻之殊，秦氏将众多学派之偏之殊加以折衷，著为该书。该书以内科为基础，对儿科五十余种杂病进行证治立论。每论一病，皆采《内经》要旨总括，继对历代名医名著之论提纲挈领以示后学者。秦氏很注重脉法，每病前均以简练之言述该病常见脉象及脉势顺逆。全书摒弃了寒热补泻之偏见，选辑有度，通达平正，切合实用。

（一）重视小儿初生护养

卷首有论《初生护养》，下卷有《小儿哺乳宜慎择论》、《护养法》。秦氏认为"十月婴儿初孕育，肌肤未实阴未足。正当生下未啼时，急以拭去胎液毒。黄连甘草朱蜜佳，免致斑疮夭死速。五六日间脐未干，纵然炎热休频浴。但将故絮遮其身，下体单寒常露足。见些风日有何妨，月里频啼才是福。胎毒胎热得以伸，热气随啼无蕴蓄。勿令过爱不置怀，免与新绵重被覆。昧者重绵尚恐寒，乳哺不离犹恐哭。但见微风便感寒，才闻音响时惊愕。做出疾病不可言，所以富儿多命促。"秦氏详细论述了小儿哺乳宜慎选择和穿衣、哺乳护养法，并详列了小儿食物的宜忌。

（二）针对小儿的特点，四诊中尤重小儿脉法

小儿生病，口不能言其苦，痛不能言其所在。故秦氏尤其重视幼科脉法，除论首脉法，皆采王叔和《脉经》要语，本经缺者，则于历代名医诸书，采其可法者，以附录之。其一二岁未可论脉，则有三关指脉形，在下卷《脉法》论内。

（三）重视小儿五脏相生相克及虚实辨治

本书所论之五十余幼科病证，皆从五脏论治，循五脏一体观和天人相应理论，依据五脏间的生克制化关系阐释每种病证的发病机理和诊治要点，并详著《观面部五色》《论五脏虚实所主》《论五脏相胜之邪》《论五脏子母实虚鬼贼微正》《论五脏补泻之法》《五脏伏敌喜伤主病》《五脏气绝症》等论供后世医家学习。

方名索引

五　画

总 书 目

I

本　草

淑景堂改订注释寒热温平药性赋

方　书

医便

卫生编

袖珍方

仁术便览

古方汇精

圣济总录

众妙仙方

李氏医鉴

医方丛话

医方约说

医方便览

乾坤生意

悬袖便方

救急易方

程氏释方

集古良方

摄生总论

摄生秘剖

辨症良方

活人心法（朱权）

卫生家宝方

见心斋药录

寿世简便集

医方大成论

医方考绳愆

鸡峰普济方

饲鹤亭集方

临症经验方

思济堂方书

济世碎金方

揣摩有得集

亟斋急应奇方

乾坤生意秘韫

简易普济良方

内外验方秘传

名方类证医书大全

新编南北经验医方大成

临证综合

医级

医悟

丹台玉案

玉机辨症

古今医诗

本草权度

弄丸心法

医林绳墨

医学碎金

医学粹精

医宗备要

医宗宝镜

医宗撮精

医经小学

医垒元戎

证治要义

松厓医径

扁鹊心书

秘珍济阴   外科真诠

黄氏女科   枕藏外科

女科万金方   外科明隐集

彤园妇人科   外科集验方

女科百效全书   外证医案汇编

叶氏女科证治   外科百效全书

妇科秘兰全书   外科活人定本

宋氏女科撮要   外科秘授著要

茅氏女科秘方   疮疡经验全书

节斋公胎产医案   外科心法真验指掌

秘传内府经验女科   片石居疡科治法辑要

儿　科　　　　　　伤　科

婴儿论   正骨范

幼科折衷   接骨全书

幼科指归   跌打大全

全幼心鉴   全身骨图考正

保婴全方   伤科方书六种

保婴撮要

活幼口议   ## 眼　科

活幼心书   目经大成

小儿病源方论   目科捷径

幼科医学指南   眼科启明

痘疹活幼心法   眼科要旨

新刻幼科百效全书   眼科阐微

补要袖珍小儿方论   眼科集成

儿科推拿摘要辨症指南   眼科纂要

外　科　　　　　　银海指南

大河外科   明目神验方

                      银海精微补

责任编辑　张伏震
封面设计　古　骥

内容提要

《幼科折衷》二卷，明代秦昌遇撰，为小儿杂病专著。书中对五十余种常见小儿杂病进行证治立论，每论皆引《黄帝内经》要旨，并博采历代名医之论，概述其要，且宗《脉经》要语概括各病脉法。本次整理以中国中医科学院图书馆馆藏的清抄本为底本。

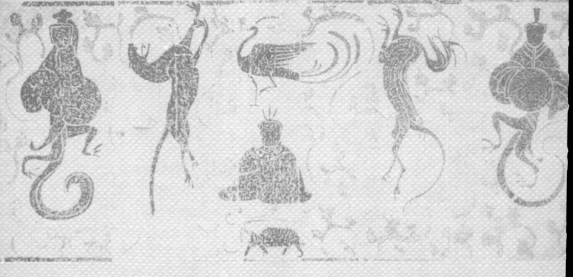

上架建议　中医古籍

ISBN 978-7-5132-3335-4

9 787513 233354 >

定价：35.00元